藏书

珍藏版

黄帝内经

赵文博 主编

肆

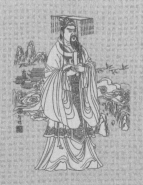

辽海出版社

目　录

本输第二

【题解】

本篇重点讨沦了五脏六腑与经脉之气在肘膝关节以下出入流注经过的部位，具体指出了井、荥、输、原、经、合各穴的名称与部位；另一方面，本篇也论及了脏腑相合的关系和作用，以及四时取穴的方法等等。由于本篇的内容，以详述五输穴为主，所以篇名为"本输"。

【原文】

黄帝问于岐伯曰：凡刺之道，必通十二经络①之所终始，络脉之所别处②，五输①之所留③，六腑④之所与合，四时之所出入，五脏之所溜处⑤，阔数②之度，浅深之状，高下所至。愿闻其解。

【注释】

①五输：指井、荥、腧、经、合五种俞穴而言。

②阔数：宽窄的意思。张志聪："阔数，宽窄也。经脉宽大，孙络窄小。"

【语译】

黄帝问岐伯说：运用针刺的治法，必须精通十二经络的循行路线和起止部位，络脉的支别和相会处所，井、

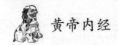

荣、腧、经脉、合经气的出入，六腑合于五脏的表里关系，人体适应四季阴阳消长而出现的气血盛衰和出入变化，五脏之气所灌注于五腧的部位，经、络脉、孙络的宽窄粗细以及表里深浅，上下本末的各种情况。这些道理愿意听你详细加以解释。

【原文】

岐伯曰：请言其次也。肺出于少商，少商者，手大指端内侧也，为井木；溜于鱼际，鱼际者，手鱼①也，为荣；注于太渊，太渊，鱼后一寸陷者中也，为腧；行于经渠，经渠，寸口中也，动而不居②，为经；入于尺泽，尺泽，肘中之动脉也，为合手太阴经也。

【注释】

①手鱼：在手腕之前，大指关节之间，其肥肉隆起形如鱼者，统称为鱼。《太素》卷十一本输注："腕前大节之后，状若鱼形，故曰手鱼也。"

②动而不居：就是动而不停息的意思。《太素》卷十一本输注："居，停也。太阴之脉，动于寸口不息，故曰不居。"

【语译】

岐伯说：让我按各经经穴的次序来谈，肺经的脉气，出于少商，少商穴在大指的内侧端，是肺脉所出的源泉，为井，在五行属木；脉气尚微而流于鱼际，鱼际穴在寸口之前，鱼之后，为荥；脉气渐盛，汇注于太渊，太渊穴在鱼际后一寸，腕横纹后的陷中，为腧；脉气旺盛，行于经渠，经渠穴在寸口脉中，象水流入江河一样，动而不止，为经；脉气壮大，入归于尺泽，内通于本脏，尺泽穴在肘中动脉处，为合。以上五腧，都属于手太阴肺经。

【原文】

心出于中冲[①]，中冲，手中指之端也，为井木；溜于劳宫，劳宫，掌中中指本节之内间也，为荥；注于大陵，大陵，掌后两骨之间方下[②]者也，为腧；行于间使，间使之道，两筋之间，三寸之中也，有过则至，无过则止，为经；入于曲泽，曲泽，肘内廉[③]下陷者之中也，屈而得之，为合。手少阴经也。

【注释】

①心出于中冲：中冲为手厥阴心包络脉气所发，而却说是少阴心经，这是因为少阴无腧，其腧出于心包络的缘故。下劳宫、大陵、间使、曲泽义皆同。《类经》八卷第十六注："按此下五腧，皆属于厥阴之穴，而本经直指为心腧者，皆在于心之包络，包络者，心主之脉也。邪客篇曰：'手少阴之脉独无腧'，正此之谓。"

②方下：是正当两骨之下的意思。

③廉：侧边曰廉。

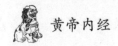
【语译】

心的脉气出于中冲，中冲在手中指端，为井，在五行属木；脉气尚微，流于劳宫，劳宫在中指本节后手掌中间，为荥；脉气渐盛，灌注于大陵，大陵在掌后横纹处，正当两骨间，为腧；脉气旺盛，行于间使，间使在腕后三寸内侧两筋之间，心脏血气有病，心包络经会受到影响，而出现一定的变化，无病则心与心包相安，而脉气平静，为经；脉气大盛，入于曲泽，曲泽在肘内侧陷中，曲肘可得，为合。以上五腧，都属于手少阴心经。

【原文】

肝出于大敦，大敦者，足大指之端，及三毛之中也，为井木；溜于行间，行间足大指间也，为荥；注于太冲，太冲，行间上二寸陷者之中也，为腧；行于中封，中封，内踝之前一寸半，陷者之中，使逆则宛①，使和则通，摇足而得之，为经；入于曲泉，曲泉，辅骨之下，大筋之上也，屈膝而得之，为合。足厥阴

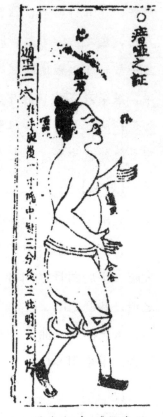

明代何柬《针灸捷径》针灸方图中的瘖哑之症取穴图

经也。

【注释】

①使逆则宛：逆其气则郁滞不通的意思。《太素》卷十一本输注："气行曰使，宛，不伸也，塞也。"

【语译】

肝的脉气出于大敦，大敦在足大趾外侧与三毛中间，为井，在五行属木；脉气尚微，流于行间，行间在足大趾次趾之间，为荥；脉气渐盛，灌注于太冲，太冲在行间后二寸陷中，为腧；脉气旺盛，行于中封，中封在内踝前一寸半陷中，是肝脉气血往来通行的径路。用针时，逆其气则脉气郁滞，和其气则脉气流通，取穴时要摇动其足，为经；脉气壮大入归于曲泉，曲泉在膝内侧辅骨之下，大筋之上，取穴时要曲其膝，为合。以上五腧，属于足厥阴肝经。

【原文】

脾出于隐白，隐白者，足大指之端内侧也，为井木；溜于大都，大都，本节之后下陷者之中也，为荥；注于太白，太白，核骨之下也，为腧；行于商丘，商丘，内踝之下，陷者之中也，为经；入于阴之陵泉，阴之陵泉，辅骨之下，陷者之中也。伸而得之，为合，足太阴经也。

【语译】

脾的脉气出于隐白穴。隐白穴在足大趾端内侧，为

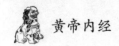

井，在五行属木；脉气尚微，流于大都，大都在足大趾本节后内侧陷中，为荥；脉气灌注于太白，太白在足内侧核骨下陷中，为腧；脉气行于商丘，商丘在足内踝下微前陷者中，为经；脉气入归于阴陵泉，阴陵泉在膝内侧辅骨下陷中，伸足取之，为合。以上五腧，属于足太阴脾经。

【原文】

肾出于涌泉，涌泉者，足心也，为井木；溜于然谷①，然后，然骨之下者也，为荥；注于太谿，太谿，内踝之后，跟骨之上，陷者中也，为腧；行于复留，复留，上内踝二寸，动而不休，为经，入于阴谷，阴谷，辅骨之后，大筋之下，小筋之上也，按之应手②，屈膝而得之，为合。足少阴经也。

【注释】

①然谷：在足内踝前大骨陷中。《甲乙》卷三第三十二"然谷，在足内踝前大骨下陷者中。"《千金》"然谷"下注："《妇人方》上卷云：在内踝前直下一寸。"

②按之应手：按之有动脉应手。《太素》卷十一本输注："按应手，谓按之手下觉异也。"

【语译】

肾的脉气出于涌泉，涌泉在足心，屈趾所出现的凹陷中，为井，在五行属木；脉气尚微，流于然谷，然谷在足

内踝前大骨陷中，为荥；脉气灌注于太谿，太谿在足内踝
后跟骨上陷中，为腧；脉气行于复留，复留在内踝上二寸
筋骨陷中，其脉动而不止，为经；脉气入归于阴谷，阴谷
在膝内侧辅骨之后，大筋之下，小筋之上，按之有动脉应
手，屈膝从腘横纹内侧端二筋间取之，为合。以上五腧，
都属于足少阴肾经。

【原文】

膀胱出于至阴，至阴①者，足小指之端也，为井金；
溜于通谷，通谷，本节之前外侧也，为荥；注于束骨②，
束骨，本节之后陷者中也，为腧；过于京骨，京骨，足外
侧大骨之下，为原③；行于昆仑，昆仑④，在外踝之后，
跟骨之上，为经；入于委中，委中，腘中央⑤，为合。委
而取之，足太阳经也。

【注释】

①至阴：在足小趾外侧，去甲角如韭叶。

②束骨：在足小趾外侧本节后陷中。王冰曰："束骨，
在足小趾外侧，本节后，赤白肉际陷者中。"

③原：古人认为"原"是十二经的根本。在这里指十
二经的原穴而言。《太素》卷十一本输注："齐下动气者，
人之生命，十二经之根本也，故名原。三焦者，原气之别
使，主行三气，经营五脏六腑，故原者，三焦之尊称也。
是以五脏六腑，皆有原也。肺之原，出太渊，心之原，出

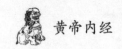

大陵也，肝之原出太冲，脾之原出太白，肾之原，出太
豀，手少阴经原，出神门掌后兑骨之端，此皆以腧为原
者，以输是三焦所行之气留止处也。六腑原者，胆原出邱
虚，胃原出冲阴，大肠原出合骨，小肠原出完骨，膀胱原
出京骨，三焦原出阳池。六腑者，阳也。三焦行于诸阳，
故置一输名原，不应五时也。所以六腑有六输，亦与三焦
共一气也。"

《类经》八卷第十六注："本篇惟六腑有原，而五脏
则无。前十二原篇所言五脏之原，即本篇五脏之腧。然则
阴经之腧即原也，阳经之原，自腧而过，本为同气，亦当
属阳木，下仿此。"

④昆仑：在外踝后跟骨上陷上。《甲乙》："昆仑在足
外踝后，跟骨上陷中，细脉动应手。"

⑤腘中央：指膝部腘窝横纹中央。《素问》至真要大
论王冰注曰："腘为膝后曲脚之中也。"

【语译】

膀胱的脉气出于至阴穴，至阴在足小趾端的外侧，为
井，在五行属金；脉气尚微，流于通谷，通谷在足小趾本
节前的外侧陷中，为荥；脉气灌注于束骨，束骨在足小趾
本节后赤白肉际陷中，为腧；脉气过于京骨，京骨在足外
侧大骨下赤白肉际陷中，为原；脉气旺盛，流于昆仑，昆
仑在外踝后跟骨上陷中，为经；脉气壮大，入归于委中，

委中在膝腘横纹中，有动脉应手，伏卧取之，为合。以上六腧，都属于足太阳膀胱经。

【原文】

胆出于窍阴，窍阴者，足小指次指之端也，为井金；溜于侠溪，侠溪，足小指次指之间也，为荥；注于临泣，临泣，上行一寸半陷者中也，为腧；过于丘墟，丘墟，外踝之前下，陷者中也，为原；行于阳辅，阳辅，外踝之上，辅骨①之前，及绝骨之端也，为经；入于阳之陵泉，阳之陵泉在膝外陷者中也，为合，伸而得之。足少阳经也。

【注释】

①辅骨：膝两侧挟膝之骨。如沈彤《释骨》："侠膝之骨，曰辅骨。"

【语译】

胆的脉气出于窍阴穴，窍阴在足第四趾端的外侧，为井，在五行属金；脉气流于侠溪，侠溪在足四趾和小趾的岐骨间，在本节前陷中，为荥；脉气灌注于临泣，临泣在侠溪上行一寸半凹陷处，在足小趾次趾本节后间陷中，为腧；脉气过于丘墟，丘墟在足外踝前陷中，为原；脉气行于阳辅，阳辅在足外踝上四寸绝骨之端，为经；脉气壮大，入于阳陵泉，阳陵泉在膝下一寸外辅骨的陷中，为

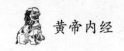

合，伸足取穴。以上六腧，都属于足少阳胆经。

【原文】

胃出于厉兑，厉兑者，足大指内次指之端也，为井金；溜于内庭，内庭，次指外间也，为荥；注于陷谷，陷谷者，上中指内间，上行二寸陷者中也，为腧；过于冲阳，冲阳，足跗①上五寸陷者中也，为原，摇足而得之；行于解溪，解溪，上冲阳一寸半陷者中也，为经；入于下陵，下陵，膝下三寸，胻骨外三里也，为合；复下三里三寸为巨虚上廉，复下上廉三寸，为巨虚下廉也，大肠属上，小肠属下②，足阳明胃脉也，大肠小肠皆属于胃，是足阳明经也。

【注释】

①跗（fú 扶）：足背曰跗。《仪礼》士丧礼："乃履綦结于跗，连绚。"郑注："跗，足上也。"疏："谓足背也。"

②大肠属上，小肠属下：大肠的经气在上巨虚与阳明胃合，故曰大肠属上；小肠的经气在下巨虚与阳明胃合，故曰小肠属下。《太素》卷十一本输注："足阳明脉，行此虚中，大肠之气在上廉中，与阳明合。小肠之气在下廉中，与阳明合。故曰大肠属上、小肠属下也。"黄载华曰："大肠小肠，受盛胃府水谷之余，济泌别汁，而生津液，故皆属于胃，是以大肠受胃府之经气，而属于巨虚上廉，

小肠属巨虚下廉。"

【语译】

胃的脉气，出于厉兑穴，厉兑在足第二趾端的外侧，为井，在五行属金；脉气尚微，流于内庭，内庭在足第二趾的外间本节前陷中，为荥；脉气灌注于陷谷，陷谷在内庭上二寸凹陷中，为腧；脉气过于冲阳，冲阳在足趾上五寸骨间动脉应手处，摇足取之，为原。脉气行于解溪，解溪在冲阳上一寸半足跗关节上陷中，为经；脉气入归下陵，下陵即膝下三寸胻骨外的三里穴，为合；从三里下行三寸，是巨虚上廉，再下行三寸，是巨虚下廉。大肠属于上廉，小肠属于下廉，都和足阳明胃脉相联属。况且大肠、小肠，受盛胃中的水谷，经过消化传导，吸收精华而生精液，所以都属于胃。以上的腧穴，都属于足阳明胃经。

【原文】

三焦者，上合手少阳①，出于关冲，关冲者，手小指次指之端也，为井金；溜于液门，液门，小指次指之间也，

明代吴嘉言《针灸原枢》脏腑图中的胞络形象之图

859

为荥；注于中渚，中渚，本节之后陷者中也，为腧；过于阳池，阳池，在腕上陷者之中也，为原；行于支沟，支沟，上腕三寸，两骨之间陷者中也，为经；入于天井，天井，在肘外大骨之上陷者中也，为合，屈肘乃得之；三焦下腧②，在于足大指之前，少阳之后，出于腘中外廉，名曰委阳，是太阳络也。手少阳经也。三焦者，足少阳太阴（一本作阳）之所将，太阳之别也，上踝五寸，别入贯腨肠③，出于委阳，并太阳之正，入络膀胱，约下焦，实则闭癃，虚则遗溺，遗溺则补之，闭癃则泻之。

【注释】

①上合手少阳：三焦的气化功能出于肾，游行于上中下三部，其脉气在上与手少阳相合。《类经》八卷第十六注：“按诸经皆不言上合，而此下三经独言之者，盖以三焦并中下而言，小肠大肠俱在下，两经则属手，故皆言上合某经也。”

②三焦下腧：是三焦脉气下行气聚之处。《太素》卷十一本输注：“上焦如雾，中焦如沤，下焦如渎。此三焦之气，上下皆通。故上腧在背第十三椎下两旁，各一寸半。下腧在此太阴之间，出腘外廉足太阳络，三焦下行气聚之处，故曰下输也。”

③腨（chuǐ 揣）肠：就是足腹，俗称“小腿肚”的部位。马蒔：“腨肠即足腹也。”

【语译】

三焦的脉气，上与手少阳相合。出于关冲，关冲，在手第四指端外侧，为井，在五行属金；脉气尚微，溜于液门，液门，在手第四指与小指之间，为荥；脉气注于中渚，中渚，在小指与无名指本节后的凹的陷中，为腧；脉气过于阳池，阳池，在手腕横纹陷中，为原；脉气行于支沟，支沟，在腕后三寸两骨之间，为经；脉气归入于天井，天井，在肘尖上一寸两筋之间陷中，为合，取穴时应屈时。三焦脉气下行于足太阳经之前。少阳经之后，上行出于腘中外侧的委阳，委阳是太阳经脉别行之络的起点，为三焦的下俞，以上俞穴属于手少阳经。三焦经的脉气，和足少阳、太阳两经相并行，自踝上五寸入腨肠内部，上行出于足太阳的别络委阳，并足太阳的正脉入络膀胱，以约束下焦。所以三焦的实证，会出现小便不通的癃闭病，三焦的虚证，会出现小便失禁的遗尿病，治三焦虚证要用补法，治三焦实证当用泻法。

【原文】

小肠者，上合于太阳，出于少泽，少泽，小指之端也，为井金；溜于前谷，前谷，在手外廉本节前陷者中也，不荥；注于后溪，后溪者，在手外侧本节之后也，为腧；过于腕骨，腕骨，在手外侧腕骨之前，为原；行于阳谷，阳谷，在锐骨之下陷者中也，为经；入于小海，小

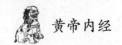

海，在肘内大骨之外，去端半寸陷者中也，伸臂而得之，为合，手太阳经也。

【语译】

小肠上合手太阳经脉，其脉气出于少泽，少泽在手小指端外侧，为井，在五行属金；脉气尚微，流于前谷，前谷在手外侧小指本节前凹陷中，为荥；脉气灌注于后溪，后溪在手外侧小指后凹陷中，为腧；脉气过于腕骨，腕骨穴在手外侧腕骨之前，为原；脉气行于阳谷，阳谷在掌后锐骨的下方凹陷中，为经；脉气入归于小海，小海穴在肘内侧大骨的外缘去肘端五分的凹陷中。取穴时要伸臂，为合。以上腧穴，都属于手太阳小肠经。

【原文】

大肠上合手阳明，出于商阳，商阳，大指次指之端也，为井金；溜于本节之前二间，为荥；注于本节之后三间，为腧；过于合谷，合谷在大指岐骨之间，为原；行于阳溪，阳溪，在两筋间陷者中也，为经；入于曲池，在肘外辅骨陷者中，屈臂而得之，为合，手阳明也。

【语译】

大肠腑位于下部，它的经气却向上与手阳明经相合。它的脉气的源头是商阳穴，商阳穴居于大拇指内侧、食指的前端外侧部，它叫井穴，属五行中的金；脉气自井穴流出后，流至食指桡侧本节前方凹陷中的二间穴，它叫荥穴；脉气从此处注入食指桡侧本节后方凹陷中的三间穴，它叫输穴；脉气从这里经过合谷穴，合谷穴居于手上拇指与食指的掌骨间，它叫原穴；脉气从此处运行到阳溪穴，阳溪穴位于腕关节桡侧、两筋之间的凹陷中，它叫经穴；脉气在这里进入曲池穴，曲池穴的位置是肘外辅骨内的凹陷中，屈肘方能准确取得此穴，它被称为合穴。这就是手阳明大肠经所属的五输穴和原穴的情况。

【原文】

是谓五脏六腑之腧，五五二十五腧，六六三十六腧也。六腑皆出足之三阳，上合于手者也。

【语译】

以上所说五脏六腑的腧穴，五脏各有井荥腧经合五个腧穴，五五共二十五个腧穴，六腑各多一个原穴，六六共三十六个腧穴，六腑的脉气都分别起于足之三阳和手之三阳，足有太阳膀胱经，而手则有太阳小肠经相合；足有阳明胃经，而手则有阳明大肠经相合；足有少阳胆经，而手则有少阳三焦经相合。这就是足经相合于手经，构成相互间的密切联系。

【原文】

缺盆之中，任脉也，名曰天突。一次任脉侧之动脉，

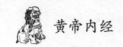

足阳明也，名曰人迎；二次脉手阳明也，名曰扶突；三次脉手太阳也，名曰天窗；四次脉足少阳也，名曰天容；五次脉手少阳也，名曰天牖；六次脉足太阳也，名曰天柱；七次脉颈中央之脉，督脉也，名曰风府。腋内动脉，手太阴也，名曰天府。腋下三寸，手心主也，名曰天池。

【语译】

左右缺盆的正中间是任脉的天突穴。从任脉旁开第一行的动脉应手处，是阳明胃经的人迎穴；第二行是手阳明经的扶突穴；第三行是手太阳经的天窗穴；第四行是足少阳经的天容穴；第五行是手少阳经的天牖穴；第六行是足太阳经的天柱穴；第七行是颈后中央督脉上的风府穴。腋内脉跳动的地方是手太阴经的天府穴，腋下三寸的地方是手心主的天池穴。

【原文】

刺上关者，呿①不能欠②；刺下关者，欠不能呿；刺犊鼻者，屈不能伸；刺两关③者，伸不能屈。

【注释】

①呿（qū 区）：张口。

②欠：合口。

③两关：指内关，外关而言。《类经》七卷第十注："两关，内关，外关也，内者手厥阴，外者手少阳，俱伸

手取之，故刺两关，则伸不能屈也。"

【语译】

针刺上关时，应该张口，不要闭口，因该穴位在耳前，张口则有空隙，闭口即穴合；针刺下关时，应该闭口，不要张口，因为该穴在上关之下，合口则有空隙，张口即闭合；犊鼻是足阳明经穴，在膝膑下胻骨上，筋骨间陷中，取此穴时应该屈膝不要伸足；两关即内关和外关，刺两关时要伸臂，不能屈臂，因为屈臂时，前臂两骨交错，针不能入。

【原文】

足阳明，挟喉之动脉①也，其腧在膺中②；手阳明，次在其腧外，不至曲颊一寸。手太阳当曲颊③。足少阳在耳下曲颊之后；手少阳出耳后，上加完骨之上④；足太阳挟项大筋之中发际。⑤

阴尺动在五里，五腧之禁也⑥。

【注释】

①挟喉之动脉：指人迎而言。《类经》七卷第十注："此下乃重言上文六阳经脉，以明其详也。挟喉动脉，即足阳明人迎也。"

②其腧在膺中：膺，就是胸前两侧高起处。足阳明胃经的俞穴如库房、屋翳等分布其中。马莳曰："胸之两旁，

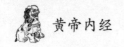

谓之膺也。"《类经》七卷第十注："自挟喉而不行于胸膺，凡气户、库房之类，皆阳明之腧，故曰其腧在膺中。"

③曲颊：颊，是面之两旁，牙下骨称颊车，因其屈而向前，故称为曲颊。《太素》卷十一本输注："手太阳循颈上颊。颊，曲颊也，近牙车是也。"

④上加完骨之上：此言天牖穴的部位。《太素》卷十一本输注："手少阳上项挟耳后，故直上出耳上角，完骨在耳后，故上加完骨上是也。"《类经》七卷第十注："此复言天牖穴也。"

⑤足太阳挟项大筋之中发际：此言天柱穴部位。《太素》卷十一本输注："两大筋中发际，此太阳腧也。"《类经》七卷第十注："此复言天柱穴，挟后项大筋中发际也。"

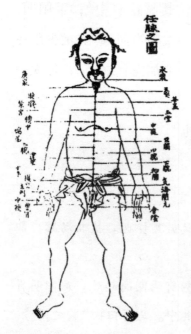

⑥五腧之禁也：这里指五里穴，其上有动脉，是禁刺穴。古人认为，误刺五里会使五脏气竭尽。《太素》卷十一本输注："五脏动脉，在肘上五里五腧大脉之上。《明堂》云：五里在肘上三寸，手阳明脉气所发，行向里大脉中央，禁不可刺，灸十壮，左取右，

右取左。大脉，五脏大脉气腧也，故禁刺不禁灸也。"《类经》二十二卷第六十一注："阴尺动脉言阴气之所在也。小针解曰：夺阴者死，言取尺之五里。其义即此。"

【语译】

足阳明经行于胸腹任脉两旁，人迎穴位于挟结喉两旁的动脉应手处，它的脉气下行于胸膺、气户、库房、屋翳等穴，都是足阳明经在膺胸的俞穴。手阳明经的扶突穴，在足阳明经人迎穴之外离曲颊一寸处。手太阳的天窗穴，则正在曲颊的下面，扶突的上面。足少阳的天冲穴，在曲颊之后。手少阳的天牖穴，在耳后完骨之上。足太阳的天柱穴，挟项后在大筋外侧陷中的发际。

手太阴尺泽穴上三寸有动脉处，是手阳明经的五里穴，不可针刺，刺后会引起五脏之气竭绝，所以禁针。

【原文】

肺合大肠，大肠者，传道之腑；心合小肠，小肠者，受盛之腑；肝合胆，胆者，中精之腑[1]；脾合胃，胃者，五谷之腑；肾合膀胱，膀胱者，津液之腑也。少阴属肾，肾上连肺，故将两脏。三焦者，中渎之腑[2]也，水道也焉，属膀胱，是孤之腑也。是六腑之所与合者。

【注释】

[1]中精之腑：胆是贮藏精汁的脏器，与六腑贮藏或转

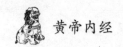

输浊物有所不同，胆汁中清不浊，故称中精之府。《太素》卷十一本输注："胆不同肠胃受传糟粕，惟藏精液于中也。"

②中渎之腑：渎，是水道。三焦是人体主持气化和通行水道的一个器官。因为三焦具有通调全身水道的功能，所以称为中渎之府。

【语译】

阴阳表里，脏腑相应，肺与大肠相表里，大肠是传导糟粕之腑；心与小肠相表里，小肠是接受胃部已腐熟的水谷并泌别清浊之腑；肝与胆相表里，胆是贮藏精汁之腑；脾和胃相表里，胃是受纳水谷之腑；肾与膀胱相表里，膀胱是贮藏津液之腑；足少阴的经脉属肾而上膈络肺，所以它的脉气通行于肾肺两脏。三焦能通调周身水道，故为中渎之腑，三焦的下腧，出于委阳，合并于太阳经脉，而联络膀胱，由于三焦的气化贯串体腔的上中下三部，在脏器中独大，无脏与之相配，所以称为孤腑。这是脏腑表里相合的情况。

【原文】

春取络脉诸荥大经分肉之间，甚者深取之，间者浅取之①；夏取诸腧孙络肌肉皮肤之上②；秋取诸合③，余如春法。冬取诸井诸腧之乡④，欲深而留之。此四时之序，气之所处，病之所舍，脏之所宜。转筋者，立而取之，可令遂已，痿厥者，张而刺之，可令立快也。

【注释】

①间者浅取之：间，是病轻或病减的意思。病轻浅的，针刺宜浅。

②夏取诸腧孙络肌肉皮肤之上：诸俞，即各经俞穴；孙络，即细小的联系于各经间的支络。为络脉的分支。夏天阳盛于外，宜浅刺诸俞孙络。《类经》二十卷第十八注："诸腧者，十二经之腧穴，如手太阴经太渊之类是也。络之小者为孙络，皆应夏气。夏以老阳之令，阳盛于外，故宜浅刺于诸腧孙络，及肌肉皮肤之上也。"

③秋取诸合：合，即各经合穴，秋天阳气衰少，针刺时应取合穴。《太素》卷十一本输注："阴气始杀，犹未能盛，故取诸腧，及以舍也。春时阴气衰少为弱，阳气初生为微；秋气阳气衰少为弱，阴气始生为微。病间，故如春法，取络荥大经分间，亦随病间甚浅深为度也。"《类经》二十卷第十八注："诸合者，十二经之合穴，如手太阳尺泽之类是也，诸合应秋，故宜取之。秋以少阴之令，将降未降，气亦在中，故余如春法，谓亦宜中取于大经分肉之间，而可浅可深也。"

④取诸井诸腧之分：井即井穴，腧即脏腑之俞。冬天阳气深藏于内，针刺时应取井穴和脏腑之俞穴。《类经》二十卷第十八注："诸井者，十二经之井穴，如手太阴少

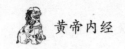

商之类是也，诸腧者，脏腑之腧，如肺腧、心腧之类是也，非上文五腧之谓。"

【语译】

春天针刺时，应浅刺，取浅表部位的络脉和荥穴以及经脉和肌肉的间隙。病重的可深刺，病轻的宜浅刺。夏天针刺时当取十二经的腧穴，孙络以及肌肉、皮肤之上的浅表部位。秋天针刺时要取用十二经的合穴，其余如同春天的针刺方法一样。冬天针刺时，应取用十二经的井穴和脏腑俞穴，并应深刺留针。这是根据四时气候的变化而施行的针刺方法。四时阴阳的消长有一定的秩序，人的气血随之而有内外盛衰的变化，疾病的发作也就有相应的部位，用针就要随其所宜。遇转筋的病人，要使其站立而取穴针刺，气血一经疏通，病就好了。遇到瘫痪和手足厥逆的病人，应该让他安卧舒缓，针刺后马上有舒畅的感觉，取穴方法的不同，正是根据不同疾病而定的。

小针解第三

【题解】

本篇是将《灵枢·九针十二原》中有关讨论用小针问题的内容，按其原文顺序，择要加以解释，并作进一步的注解和补充说明，所以篇名为"小针解"。

【原文】

所谓易陈者，易言也。难入者，难著于人也。粗守形者，守刺法也。上守神者，守人之血气有余不足，可补泻也。神客者，正邪共会也。神者，正气也。客者，邪气也。在门者，邪循正气之所出入也。未睹其疾者，先知邪正何经之疾也。恶知其原者，先知何经之病，所取之处也。刺之微在数迟者，徐疾之意也。粗守关者，守四肢而不知血气正邪之往来也。上守机者，知守气也。机之动不离其空中者，知气之虚实，用针之徐疾也。空中之机清净以微者，针以得气，密意守气勿失也。其来不可逢者，气盛不可补也。其往不可追者，气虚不可写也。不可挂以发者，言气易失也。扣之不发者，言不知补写之意也，血气已尽而气不下也。知其往来者，知气之逆顺盛虚也。要与之期者，知气之可取之时也。粗之暗者，冥冥不知气之微密也。妙哉！工独有之者，尽知针意也。往者为逆者，言气之虚而小，小者逆也。来者为顺者，言形气之平，平者顺也。明知逆顺正行无问者，言知取之处也。迎而夺之者，写也。追而济之者，补也。

所谓虚则实之者，气口虚而当补之也。满则泄之者，气口盛而当写之也。宛陈则除之者，去血脉也。邪胜则虚之者，言诸经有盛者，皆写其邪也。徐而疾则实者，言徐内而疾出也。疾而徐则虚者，言疾内而徐出也。言实与虚

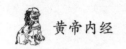

若有若无者，言实者有气，虚者无气也。察后与先若亡若存者，言气之虚实，补泻之先后也，察其气之已下与常存也。为虚与实若得若失者，言补者佖①然若有得也，写则恍然若有失也。

夫气之在脉也，邪气在上者，言邪气之中人也高。故邪气在上也。浊气在中者，言水谷皆入于胃，其精气上注于肺，浊溜于肠胃，言寒温不适，饮食不节，而病生于肠胃，故命曰浊气在中也。清气在下者，言清湿地气之中人也，必从足始，故曰清气在下也。针陷脉则邪气出者，取之上。针中脉则浊气出者，取之阳明合也。针太深则邪气反沉者，言浅浮之病，不欲深刺也，深则邪气从之入，故曰反沉也，皮肉筋脉各有所处者，言经络各有所主也。取五脉者死，言病在中，气不足，但用针尽大写其诸阴之脉也。取三阳之脉者，唯言尽写三阳之气，令病人惟然不复也。夺阴者死，言取尺之五里五往者也。夺阳者狂，正言也。

睹其色，察其目，知其散复，一其形，听其动静者，言上工知相五色于目，有知调尺寸，小大缓急滑涩，以言所病也。知其邪正者，知论虚邪与正邪之风也。右主推之，左持而御之者，言持针而入也。气至而去之者，言补写气调而去之也。调气在于终始一者，持心也。

节之交三百六十五会者，络脉之渗灌诸节者也。所谓五藏之气已绝于内者，脉口气内绝不至，反取其外之病处与阳经之合，有留针以致阳气，阳气至则内重竭，重竭则死矣。其死也，无气以动，故静。所谓五藏之气已绝于外者，脉口气外绝不至，反取其四末之输。其死也，阴气有余，故躁。所以察其目者，五藏使五色循明，循明则声章。声章者，则言声与平生异也。

【注释】

①佖（bì 必）：满的意思。

【语译】

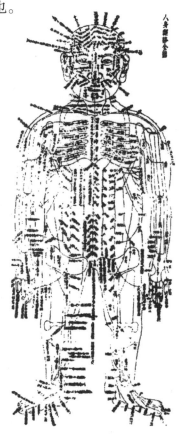

明代施沛《经穴指掌图》中的人身经络全图

所谓"易陈"，是指运用小针的理论，说起来是很容易的。"难入"，是指实际操作过程中达到高超的地步，却是比较困难的。"粗守形"，是指技术差的医生，仅是机械的拘守刺法。"上守神"是说高明的医生，能根据病人气血有余不足，选择确当的补泻方法。"神客"，是指正气与邪气交争于血脉之中。"神"，是正气。"客"，是邪气。"在门"，是指邪气循着正气所出

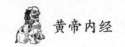

入的门户内外上下无所不至。"未睹其疾",就是不知道病在哪条经脉。"恶知其原",是说怎能预先知道何经有病,决定采取何处的穴位治疗呢?"刺之微在数迟",是指针刺手法的微妙,在于掌握进出针速度的快慢。"粗守关",是指技术差的医生,在针刺时仅仅局限于取四肢关节部位的穴位,而不辨别气血的往来盛衰和邪正进退动静等情况。"上守机",是指高明的医生,懂得静守其气的重要性。"机之动不离其空中",是说要了解俞穴气机变化的虚实,决定施针速度的快慢。"空中之机,清静而微",是指针下已经得气,应仔细注意和掌握气机的变化,才能不失补泻手法的时机。

"其来不可逢",是指邪气盛时不可用补法。"其往不可追",是指邪气已去时,不可用泻法。"不可挂以发",是指针下得气的感觉仅是一霎那间,应及时采用补泻手法,不能有毫发之差。"扣之不发",是指那些不能撑握一霎那的得气机会而及时施用补泻手法的人,就好像箭在弦上,应发而不发那样坐失良机,这样只有使患者血气损耗,而邪气不能祛除。"知其往来者",是指知道气机的运行有逆顺和盛衰的不同。"要与之期",是指针刺的关键在于掌握气至的时机进行治疗。"粗之暗",是指技术差的医生,茫然不知气的精微细密的作用。"妙哉!工独有之",是指这种奥妙的理论和技术只有高明的医生才能完全掌握。"往者为逆"，是指邪气已去，但正气虚而脉小，小就是逆。"来者为顺"，是指正气来时形气相得而脉见和平，平就是顺。"明知逆顺正行无问"，是指能明确上述邪正逆顺的人，就能果断去取应刺的俞穴。"迎而夺之"，是指迎其气之方来而泻之，是泻法"。"追而济之"，是指随其气之方去而补之，是补法。

所谓"虚则实之"是指气口脉虚时应当用补法。"满则泄之"，是指气口脉满盛时，应当用泻法。"宛陈则除之"，是指血脉中有郁积已久的瘀血，可以用刺血络法以排除它。"邪盛则虚之"，是说经脉被邪气充斥时，可以用泻法去邪。"徐而疾则实"，是慢慢进针而迅速出针（属于补法，能把正气补实）。"疾而徐则虚"，是指快速进针而缓慢出针（属于泻法，能将邪气逐之）。"实与虚若有若无"，是说实证经脉中有邪气，正气亦足；虚证无邪而正气少。"察后与先若存若亡"，是指根据气的虚实缓急程度，决定补泻次序的先后，并注意观察邪气是撤退还是存留。"为虚与实若得若失"，是指如果正确运用补法，使正气得以补充，故若有所得；用泻法祛邪，邪去则病人好像在不知不觉中失掉了什么，故若有所失。

大凡邪气侵犯经脉的情况，其"邪气在上"，是指风热之邪伤人多犯人的上部，所以称为邪气在上。"浊气在中"，是指人所食之物，必先入于胃，然后将精气输注于肺,浊气则滞留于胃肠;或指因寒热失宜,饮食不节,则水谷不化精微,而致浊气停留于胃肠,所以说浊气在中。"清气在下",是指地面的清湿之气,如果伤害人体,必先从足部开始发生,所以称清气在下。"针陷脉则邪气出",是针刺上部存在于筋骨陷窝中的孔穴,可以祛除上部的邪气。"针中脉则浊气出",是指针刺阳明经的合穴,可以祛除中部的浊气。"针太深则邪气反沉",是指邪停留在浅表的不宜深刺,深刺反使邪气随之而深入,所以称反沉。"皮肉筋脉各有所处",是指经与络在皮肉筋脉之间各有主管的范围。"取五脏者死",是指病在内部已真气不足,还用针尽力大泻五脏所属的阴经,使精气大泄而死。"取三阳脉",是指病人已阳气不足,反用针尽泻六腑所属的阳经,使阳气更加怯弱而不易恢复。"夺阴者死",是指取尺部脏阴所出的五里穴,若反复误刺到五次,必夺脏气而致死。"夺阳者狂",是指阳虚泻阳,令人精神错乱而失常。"睹其色,察其目,知其散复,一其形,听其动静",是指高明的医生能够通过双眼辨别五色,并懂得结合脉象的大小、缓急、滑涩,而明确诊断病在何处。"知其邪正",是指了解病人是感受虚邪之风还是实风。"右主推之,主持而御之",是指进出针时左右两手的不同动作。"气至而去之",是指针刺不论补泻,必须等气已调和而去针。"调气在于终始一",是指调气时应专心致志,始终如一。

"节之交三百六十五会"，是指由络脉渗灌血气于周身百节的穴位。所谓"五脏之气已绝于内"，是指气口所主的五脏之气已经竭绝不至，此时反取表现在外的病处及阳经的合穴，并用留针的方法补益六腑的阳气，使阳气亢盛而内在的阴精更加衰竭，竭而再竭，故称重竭，阴气严重衰竭，其死必作。死前由于气口没有阴气作为脉动的基础所以相对为静。"所谓五脏之气绝于外"，是指气口所主的六腑之气已经竭绝不至，此时反取四肢的腧穴，并用留针的方法，补益五脏的阴气，阴气盛则导致六腑的阳气内陷，阳气内陷不能达表，则发生厥逆，厥逆也是死证。死前由于阴气偏盛于外，故气口脉相对为躁。之所以要察其目，是因为五脏六腑的精气皆上注于目和面部，如果五脏精气旺盛则目能辨五色，面部的五色亦显明润，同时发出的声音亦必宏亮彰著，患者的声音高而宏亮是与正常人有区别的。

邪气脏腑病形第四

【题解】

本篇主要讨论邪气伤人的原因、部位和脏腑受邪后所出现的症状，并提出辨别病形的方法，其中对色诊、脉诊、尺肤诊言之较详，突出了小、大、缓、急、滑、涩六

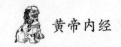

纲，还介绍了荥腧各穴的不同作用，强调针穴要准，不可误伤筋肉，更不能误用补泻。

【原文】

黄帝问于岐伯曰：邪气①之中人也奈何？岐伯答曰：邪气之中人高也。黄帝曰：高下有度乎？岐伯曰：身半已上者，邪中之也；身半已下者，湿中之也。故曰：邪之中人也，无有常，中于阴则溜②于腑；中于阳则溜于经。

【注释】

①邪气：这里指风雨寒暑等致病因素。

②溜：同"流"，行的意思。

【语译】

黄帝问岐伯说：外邪侵犯人体的情况怎样？岐伯说：风雨寒暑等邪气，多侵犯人体的上部。黄帝又问：部位的高下有一定的标准吗？岐伯说：上半身发病的，是受了风寒等外邪所致；在下半身发病的，是感受了清湿之邪所致。这是一般规律，但不是绝对如此，邪气侵犯人体，发病部位并不一定在它侵入的地位。这是因为邪气有一个传变的过程，例如，邪气伤了阴经，会流利到属阳的六腑；邪气侵犯了阳经的某个部位，可能就在这条经脉流传和发病。

【原文】

黄帝曰：阴之与阳也，异名同类，上下相会，经络之相贯，如环无端。邪之中人，或中于阴，或中于阳，上下左右，无有恒常，其故何也？岐伯曰：诸阳之会，皆在于面。中人也方乘虚时，及新用力，若饮食汗出腠理开，而中于邪。中于面则下阳明，中于项则下太阳，中下颊则下少阳，其中于膺背两胁亦中其经。

【语译】

黄帝说：经络虽有阴阳之分，但都是内连脏腑，外络肌肤，上下会通，左右联贯，如环无端，虽然名义有阴阳之分，其实都是运行气血的，是同属一类的。而外邪的伤人，有的是阴经受病，有的是阳经受病，或上或下，或左或右，没有一定常规，这是什么道理呢？岐伯说：手三阳经和足三阳经，都会聚于头面，所以，头为诸阳之会。邪气的中伤于人，一般都是乘经脉空虚之时，在劳累用力之后，或者饮食汗出，腠理开泄，气虚不固的时候都容易被邪气侵袭。邪气侵袭了面部，会沿阳明经脉下传。邪气侵袭了项部，会沿太阳经脉下传，邪气侵犯了颊部，则沿少阳经脉下传。若邪气侵犯了胸膺、脊背和两胁，也都分别在阳明经、太阳经、少阳经等所过之处发病。

【原文】

黄帝曰：其中于阴奈何？岐伯答曰：中于阴者，常从臂胻①始，夫臂与胻，其阴皮薄，其肉淖泽②，故俱受于风，独伤其阴。黄帝曰：此故③伤其脏乎？岐伯答曰：身

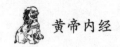

之中于风也，不必动脏，故邪入于阴经，则其脏气实，邪气入而不能客，故还之于腑。故中阳则溜于经，中阴则溜于府。

【注释】

①胻（háng 杭）：足胫部。

②淖泽：湿润的意思。在此作柔软解。《素问》经络论王冰注："淖，湿也，泽，润液也，谓微湿润也。"

③故：此处是"先"的意思。

【语译】

黄帝问：邪气侵入阴经的情况怎么样呢？岐伯说：邪气侵入阴经的时候，通常是从手臂和足胫部的内侧开始。因为这些地方皮肤浅薄，肌肉比较柔弱，所以身体各部虽然同样受风，而这些部位却最易受伤。黄帝又问：在这种情况下邪气会先伤五脏吗？岐伯说：身体感受了风邪，不一定会伤及五脏，邪气侵入阴经时，若五脏之气充实，就不能入里停留，而还归于六腑。所以邪中于阳经的能直接在本经上发病，邪中于阴经，若脏气充实，不会向里传变，而是传流到和它相表里的六腑而发病。

【原文】

黄帝曰：邪之中人脏奈何？岐伯曰：愁忧恐惧则伤心，形寒寒饮则伤肺，以其两寒相感，中外皆伤①，故气逆而上行。有所堕坠，恶血留内，若有所大怒，气上而不下，积于胁下，则伤肝。有所击仆，若醉入房，汗出当风，则伤脾。有所用力举重，若入房过度，汗出浴水，则伤肾。黄帝约：五脏之中风奈何？岐伯曰：阴阳俱感②，邪乃得往。黄帝曰：善哉。

【注释】

①中外皆伤：中，指肺脏。外，指皮毛形体。皆伤，皆受到伤害。喻昌："肺气外达皮毛，内行水道，形寒则外寒从皮毛内入；饮冷则水冷从肺中上溢，遏抑肺气，不令外扬下达，其治节不行，周身之气，无所禀仰，而肺病矣。"孙鼎宜："外伤形，内伤饮。"

②阴阳俱感：此处之阴指五脏而言，阳指六腑而言。五脏内有所伤，六腑外有所感，内外皆虚，邪气侵袭后得以深入；另一解释认为脏气内伤，再感受外邪，称为阴阳俱感。

【语译】

黄帝说：邪气侵犯人体，也有伤及五脏的，是为什么呢？岐伯说：这是因为五脏之气先伤于内，邪气才乘虚入里的，如心藏神，愁忧恐惧则伤神，若再感外邪则伤心。肺主皮毛，如外受风寒，又饮冷水，两寒相迫，则伤肺，肺气失于肃降则上逆。肝藏血，其经脉行于胁下，如跌仆坠堕，瘀血积留于内，又因大怒的刺激，肝气上逆，气血

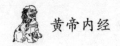

瘀阻，积于肋下，则伤肝。脾主肌肉而司运化，击仆或醉后入房、汗出当风，就会伤脾。肾藏精主骨，如用力举重，再加房事过度，或汗出沐浴，骨伤精亏，则伤肾。黄帝说：五脏为风邪所伤是怎么回事？岐伯说：一定要脏气先伤于内，再感外邪，在内外俱伤阴阳气血皆虚的情况下，风邪才能内侵入脏。黄帝说：你说的很好。

【原文】

黄帝问于岐伯曰：首面与身形也，属骨连筋，同血合气耳①。天寒则裂地凌冰②其卒寒，或手足懈惰，然而其面不衣，何也？

【注释】

①同血合气耳：指头面与身体各处的气血都是一样的。《太素》卷二十七邪中注："首面及与身形，两者皆属于骨，俱连于筋，同受于血，并合于气。"

②凌冰：积冰的意思。《初学记》七引《风俗通》"积冰曰凌"。

【语译】

黄帝问岐伯说：头面和全身上下各部，在筋骨的连属与气血的运行上，都是相同的，但当天寒地冻，滴水成冰，或突然寒冷的时候，手足凉得麻木不灵活，面部却不怕冷，不用衣物覆盖，这是什么缘故？

【原文】

岐伯答曰：十二经脉，三百六十五络，其血气皆上于面而走空窍，其精阳气上走于目而为睛，其别气走于耳而为听，其宗气上出于鼻而臭，其浊气出于胃，走唇舌而为味。其气之津液皆上燻于面，而皮又厚，其肉坚，故天气甚寒不能胜之也。

【语译】

岐伯回答说：人体十二经脉，三百六十五络脉的血气，都上注于面而走七窍。它的精阳这气，上注于目而能视物，它的旁行之气从两侧上行于耳而能听；它的宗气上通于鼻孔而能嗅，其谷气从胃上通唇舌而能辨别五味。而各种气所化的津液都上行熏蒸于面部，且面部皮肤较厚，肌肉也坚实，故天气虽寒冷，也能够适应。

【原文】

黄帝曰：邪之中人，其病形何如？岐伯曰：虚邪①之中身也，洒淅动形；正邪②之中人也微，先见于色，不如于身，若有若无，若亡若存，有形无形，莫知其情。黄帝曰：善哉。

【注释】

①虚邪：指四时反常的邪风，即虚邪贼风。《太素》卷十五色脉尺诊注："虚邪，谓八虚邪风也。"

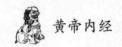

②正邪：四时正常之风气，乘人之虚，侵袭人体，故曰正邪。《太素》卷十五色脉尺诊注："正邪，谓四时风也，四时之风，生养万物，故为正也。"

【语译】

黄帝说：病邪侵犯人体，它发生的病态是怎样的呢？岐伯说：病邪有正邪和虚邪的区分，虚邪贼风伤人，发病较重，病人恶寒战栗，形体震动，四时正邪中人，发病较轻微，开始先从面色上有点变异，身上没有什么感觉，象有病又象无病，或在表面上较轻微表现，但不明显，很容易被忽略过去。黄帝说：很好。

【原文】

黄帝问于岐伯曰：余闻之，见其色，知其病，命曰明，按其脉，知其病，命曰神。问其病，知其处，命曰工。余愿闻见而知之，按而得之，问而极之，为之奈何？岐伯答曰：夫色脉与尺之相应也，如桴鼓①影响之相应也，不得相失也，此亦本末根叶之出候也，故根死则叶枯矣。色

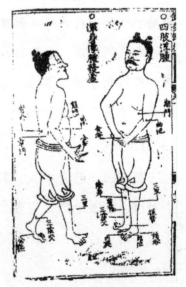

明代何柬《针灸捷径》针灸方图中的四肢浮肿及浑身浮肿发虚取穴图

脉形肉不得相失也，故知一则为工，知二则为神，知三则神且明矣。

【注释】

①桴鼓：桴，是鼓槌。桴鼓，是比喻事物相应，就象用鼓槌击鼓有声一样。

【语译】

黄帝问岐伯说：我听说观察病人面部的五色变化就能知道病情的，叫做明。切按脉象而知道病情的，叫做神。问发病情况而知病的部位的，叫做工。我愿了解为什么望色就能知道疾病，切脉就能知道病情变化，问病就可以彻底了解病苦的所在，其道理究竟怎样？

岐伯说：病人的气色、脉象、尺肤都与疾病的发生有一定的相应关系，疾病与尺肤、色脉的关系，犹如以槌击鼓，声响随之相应，是不会相失的。这也和树木的根本与枝叶的关系一样，根本坚固，枝叶就茂盛，根本衰败，枝叶就枯萎，因此看病时要从色、脉、形肉全面观察，不能有偏失。知其一仅为一般医生，称为工，知其二是比较最高明的医生，称为神，知其三是最高明的医生，称为神明。

【原文】

黄帝曰：愿卒闻之。岐伯答曰：色青者，其脉弦①也；

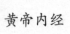
赤者，其脉钩②也；黄者，其脉代③也；白者，其脉毛④；黑者，其脉石⑤。见其色而不得其脉，反得其相胜之脉⑥，则死矣；得其相生之脉⑦，则病已矣。

【注释】

①弦：弦脉的脉象是端直以长，如张弓弦，为肝脉。《素问》玉机真藏论："端直以长，故曰弦。"

②钩：脉来盛去衰曰"钩"，为心脉。

③代：在此处为脾之平脉，有更代的意思。脉象表现有数有疏，气不调匀，如相更代。莫文泉《研经言》卷二云："代，为脾之平脉。以《脉经》脾平脉长长而弱，来疏去数参之，则此所云代，实即乍数乍疏之意。盖有数有疏，则气不调匀，如相更代，故曰代，而古因谓不调之脉为代，故又谓脉之有止者为代。如经所云数动一代，五十动一代，乃代字之引伸义。至仲景而下，别代于结，始以动而中止、不能自还，为代之专称矣。至李时珍而下，别代于促、结，始以止有常数为代之专称矣。"

④毛：轻虚而浮的脉象曰"毛"，为肺脉。莫文泉曰："古以毛为轻之譬，脉以毛名者，为其重按即无，轻取则得也。《素问》玉机真藏论："秋脉者肺也，故其气来轻虚以浮，来急去散，故曰浮。'《脉经》：'肺脉来泛泛，而轻如微风吹鸟背上毛。'然则浮之轻而重按即无者，乃为正毛脉矣。"

⑤石：沉濡而滑之脉，为肾脉。《素问》玉机真藏论：“冬脉者，肾也。”新校正引越人云：“冬脉石者，北方水也，万物之所藏，盛冬之时，水凝如石，故其脉来沉濡而滑，故曰石也。”

⑥相胜之脉：相胜就是相克，如肝病见肺之毛脉，是金克木，即为相胜之脉。《太素》卷十五色脉尺诊注：“假令肝病，得见青色，其脉当弦，反得毛脉，是肺来乘，肝被克，故死。”

⑦相生之脉：指脉病相生，如肝病见肾之石脉，是水生木，即为相生之脉。《太素》卷十五色脉尺诊注：“假令见肝病青色，虽不见弦，而是石脉，石为肾脉，是水生木，是得相生之脉，故病已也。”

【语译】

黄帝说：我愿听你全面地讲一下这个道理。岐伯回答说：疾病现出青色，它的脉是弦脉；红色，它的脉是钩脉；黄色，它的脉是代脉；白色，它的脉是毛脉；黑色，它的脉是石脉。这是色和脉相应的正常规律。若见其色而不见其脉，或反见其相克的脉，都主病危，甚则死亡；若能得相生之脉，虽然有病也会很快痊愈的。

【原文】

黄帝问于岐伯曰：五脏之所生，变化之病形何如？岐伯答曰：先定其五色五脉之应，其病乃可别也。黄帝曰：

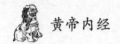

色脉已定，别之奈何？岐伯曰：调其脉之缓、急①、小、大、滑、涩②，而病变定矣。

【注释】

①缓、急：指脉搏的快慢而言。

②滑、涩：指脉的形态而言。滑脉的脉象是往来流利，如盘走珠。涩脉的脉象是虚细而迟，往来觉难，如轻刀刮竹。

【语译】

黄帝向岐伯问道：五脏所发生的疾病，以及疾病的变化和所表现的不同形态怎样认识呢？岐伯回答说：要首先确定五色和五脉所生的疾病，则五脏所生的疾病就不难辨别了。黄帝说：气色和脉象已经确定了，怎样对五脏病变进行具体的区分呢？岐伯说：只要诊查出脉搏的缓与急，脉象的大、小、滑、涩等情况，病变就可确定了。

【原文】

黄帝曰：调①之奈何？岐伯答曰：脉急者，尺之皮肤亦急；脉缓者，尺之皮肤亦缓；脉小者，尺之皮肤亦减而少气；脉大者，尺之皮肤亦贲②而起；脉滑者，尺之皮肤亦滑；脉涩者，尺之皮肤亦涩。凡此变者，有微有甚。故善调尺者，不待于寸，善调脉者，不待于色。能参合而行之者，可以为上工，上工十全九；行二者，为中工，中工十全七，行一者，为下工，下工十全六。

【注释】

①调：有"察"的意思。

②贲：大的意思。

【语译】

黄帝说：怎样观察脉象和尺肤的变化呢？岐伯说：脉搏急的，尺肤的皮肤也紧急；脉搏缓的，尺肤也弛缓；脉象小的，尺肤也瘦小；脉象大的，尺肤也大而隆起；脉象滑的，尺肤也滑润；脉象涩的，尺肤也枯涩。但是这六种变化，是有轻重不同的。所以善于诊察尺肤的，不必等诊察寸口的脉象，就能知道病情，善于诊察脉象的，不必等待观望五色，也可以了解病情。假如能将色、脉、尺肤三方面加以综合，就可使诊断更正确而成为高明的医生，这样，十个病人可以治好九个；如能运用两种诊察方法的医生，为中等的医生，十个病人能治好七个；若只会用一种诊察方法的，为下等医生，十个病人只能治愈六个。

【原文】

黄帝曰：请问脉之缓、急、小、大、滑、涩之病形何如？岐伯曰：臣请言五脏之病变也。心脉急甚者为瘛疭①；微急为心痛引背，食不下。缓甚为狂笑；微缓为伏梁②，在心下，上下行，时唾血。大甚为喉吤③；微大为心痹引

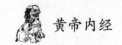

背，善泪出。小甚为善哕，微小为消瘅。滑甚为善渴；微滑为心疝引脐，小腹鸣。涩甚为瘖；微涩为血溢，维厥④，耳鸣，颠疾。

【注释】

①瘛疭：痉挛牵引称瘛，纵缓不收称疭。朱骏声云："疭之言纵，瘛之言掣，苏俗所谓惊风。"

②伏梁：病名，为心之积，在心下。《太素》卷十五五脏脉诊注："心脉微缓，即知心下热聚，以为伏梁之病，大如人臂，从齐上至于心，伏在心下，下至于齐，如彼桥梁，故曰伏梁。"

③喉吤：喉间如有物梗阻的意思。丹波元简："吤字书无义。下文云，喉中吤吤然唾出。《素问》咳论云：喉中吤吤如梗状。介、芥古通，乃芥蒂之芥，喉间有物，有妨碍之谓。吤，唯是介字从口者，必非有声之义。"

④维厥：雏指四维，即手足，维厥即手足厥逆的意思。

【语译】

黄帝说：请问缓、急、小、大、滑、涩这几种脉都主什么样的病变呢？岐伯说：我先谈一下关于五脏见此六脉微甚的病变。心脉急甚，是寒伤血脉，发生筋脉瘛疭；心脉微急，是寒微邪在心胸，所以心胸牵引背部作痛，食不能下。心脉缓甚为心气大热，所以出现神不安而为狂笑；

微缓为热聚心下，久则积为伏梁，在心下，其气上下行，或升或降，有时出现唾血。心脉大甚，为心火上炎，故喉中如有物梗阻；微大是血脉不通的心痹，心痛引背，因心脉上连目系，故常流泪。心脉小甚，为心阳虚，阳虚则胃寒上逆而作呃逆；微小为善食、善饥的消瘅病。心脉滑甚为阳盛有热，故口渴；微滑为热在下，故病心疝引脐痛而肠鸣。心脉涩甚则瘖不能言，微涩则为吐血、衄血、四肢厥逆，以及耳鸣等头部疾病。

【原文】

肺脉急甚为癫疾；微急为肺寒热，怠惰，咳唾血，引腰背胸，若鼻息肉①不通。缓甚为多汗；微缓为痿瘘②，偏风，头以下汗出不可止。大甚为胫肿；微大为肺痹引胸背，起恶日光，小甚为泄，微小为消瘅。滑甚为息贲③上气，微滑为上下出血。涩甚为呕血；微涩为鼠瘘，在颈支腋之间，下不胜其上，其应善痠矣。

【注释】

①鼻息肉：即鼻中生有癥肉。《病源》卷二十九鼻息肉候："肺气通于鼻，肺脏为风冷所乘，则鼻气不和，津液壅塞。而为鼻，冷搏于血气，停结鼻内，故变生息肉。"

②痿瘘：痿即肺痿、痿躄等证；瘘为鼠瘘一类疾病。

③息贲：为肺之积。肺气有结，喘息上贲，故称为息贲。

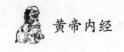

【语译】

肺脉急甚的，出现癫疾；微急的，是肺有寒热，出现倦怠乏力、咳而唾血，咳时牵引胸部和腰背部作痛，以及鼻中瘜肉阻塞而呼吸不畅。肺脉缓甚的，气虚多汗；微缓的，出现四肢痿软、肺痿等，以及鼠瘘、半身不遂，头部以下汗出不止的症状。肺脉大甚的，足胫肿；微大则为肺痹，可出现烦满喘息呕吐等症状，而且牵引胸背作痛，其人怕见日光。肺脉小甚的，出现泄泻等阳虚症状；微小的，是消瘅的表现，可见善食善饥的中热症状。肺脉滑甚的，是痰热壅肺，可见喘满气逆；微滑的，是热伤血络，在上则为衄血，在下则为泄血。肺脉涩甚的，主呕血；微涩的，主鼠瘘，病发于颈项与腋下，下肢痿软无力，难于支撑上部的重压。

【原文】

肝脉急甚者为恶言；微急为肥气，在胁下若覆杯。缓甚为善呕；微缓为水瘕痹也。大甚为内痈，善呕衄；微大为肝痹，阴缩，咳引小腹。小甚为多饮，微小为消瘅。滑甚为癀疝；微滑为遗溺。涩甚为溢饮；微涩为瘛挛筋痹。

【注释】

①肥气：是肝之积的病名，在胁下，如复杯，突出如肉，故名肥气。《太素》卷十五五脏脉诊注："肝受寒，

气积在左胁下，状若复杯，名曰肥气。"

②水瘕痹：瘕，是瘕聚一类的病，假物成形，聚散无常，故名瘕。水瘕，即因积水而假聚成形。痹，是闭阻的意思，水邪痹阻小便不通。水瘕痹就是水结在胸胁下，结聚成形而小便不通的病。

③肝痹：是一种因肝气郁滞而造成夜卧多惊，多饮，小便频数，腹部胀满如怀孕一样的疾病。《素问》痹论："肝痹者，夜卧则惊，多饮，数小便，上为引如怀。"

④㿉疝：疝气的一种。阴囊肿大，叫做㿉。

【语译】

肝脉急甚的，主情绪急躁愤怒，故听言而恶；微急的，为肝之积肥气，在胁下的部位，形状好象扣着的杯子一样。肝脉缓甚的为呕吐；微缓为水积胸胁而小便不利的水瘕痹病。肝脉大甚，主内有痈肿，经常出现呕吐和衄血；微大为肝痹病。阴器收缩，咳而牵引小腹作痛等病。肝脉小甚为血不足，当为多饮；微小为善良善饥的消瘅病。肝脉滑甚为阴囊肿大的㿉疝病；微滑为遗尿病。肝脉涩甚为水湿溢于四肢的溢饮病；微涩为筋痪挛不舒的筋痹病。

【原文】

脾脉急甚为瘛疭；微急为膈中，食饮入而还出，后沃沫。缓甚为痿厥；微缓为风痿，四肢不用，心慧然若无病。大甚为击仆；微大为痃气，腹裹大脓血，在肠胃之外。小甚为寒热；微小为消瘅。滑甚为癫癃；微滑为虫毒蚘蝎腹热。涩甚为肠痈；微涩为内溃，多下脓血。

【注释】

①膈中：食入即吐的病，叫做膈中。《太素》卷十五五脏脉诊注"膈中，当咽冷，不受食也。"

②后沃沫：是大便下冷沫。《太素》卷十五五脏脉诊注："大便沃冷沫也。"

③痿厥：痿指四肢痿软无力，厥指厥冷而言。如《太素》卷十五五脏脉诊注："缓甚者，脾中虚热也，脾中主运四肢，脾气热不营，故曰四肢痿弱，厥，逆冷也。"

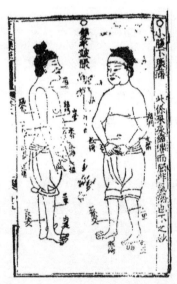

明代何柬《针灸捷径》针灸方图中的小腹下胀痛取穴图

④心慧然若无病：就是心里很清楚，和无病的人一样。《太素》卷十五五脏脉诊注："脾中有热受风，营其四肢，令其痿弱不用，风不入心，故心慧然明了，安若无痛。"

⑤击仆：就是卒中病。《纲目》卷十"卒然仆倒者，称为'击仆'，世又称为

卒中。"

⑥痞气：《难经》五十六难："脾之积曰痞气，在胃脘，复大如盘，久不愈，令人四肢不收，发黄瘅，饮食不为肌肤。"

⑦㿏癃：指癞疝病而言，癃，疲困的意思，指癞疝病疲困不解。

⑧虫毒蛕蝎：蛕同蛔，即蛔虫；蝎，木中蠹虫曰蝎。虫毒蛕蝎，形容肠内的寄生虫，如蛔虫等寄生体内毒害人体，致人于病。《太素》卷十五五脏脉诊注："蛕，腹中长虫也，蝎，为腹中虫，如桑蠹也，阳盛有热，腹内生此二虫为病，绞作腹中。"

⑨肠𤺄：《太素》卷十五五脏脉诊注："脉涩，气少血多而寒，故冷气冲下，广肠脱出，名曰肠𤺄，亦妇人带下病也。"

【语译】

脾脉急甚的为脾寒，脾寒不能温养四肢，所以出现瘈疭；微急的是脾阳虚，不能运化，以致食入而吐，这种病名为膈中，脾阳虚则大便下冷沫。脾脉缓甚为四肢痿软无力而厥冷；微缓为风痿病，四肢痿废不用，病在经络而不在内脏，所以神志清楚，和无病的人一样。脾脉大甚为卒然仆倒的卒中病；微大为脾之积的痞气病，腹裹大脓血，在肠胃之外。脾脉小甚为寒热病；微小为内热消瘅。脾脉

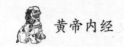
滑甚，为阴囊肿大疲困不解的㿗疝病；微滑为腹内有蛔虫等肠寄生虫，寄生体内毒害人体，虫毒亦可引起腹部发热。脾脉涩甚为广肠脱出的肠𤵜病；微涩是肠内溃烂腐败，故大便下脓血。

【原文】

肾脉急甚为骨癫疾；微急为沉厥奔豚，足不收，不得前后。缓甚为折脊；微缓为洞，洞者，食不化，下嗌还出。大甚为阴痿，微大为石水，起脐以下至小腹睡睡然，上至胃脘，死不治。小甚为洞泄；微小为消瘅。滑甚为癃㿉，微滑为骨痿，坐不能起，起则目无所见。涩甚为大痈；微涩为不月沉痔。

【注释】

①骨癫疾：是癫疾的危重症，病深在骨，脾肾两败。《类经》二十一卷第三十七注："骨癫疾者，病深在骨也。其颅齿诸穴分肉之间，皆邪气壅闭，故为胀满。形则枯赢，唯骨独居，汗出于外，烦闷于内，已为危证；呕多沃沫，气泄于下者，尤为脾肾俱败，必不可治。"

⑦沉厥奔豚：沉厥指下肢沉重厥冷；奔豚为肾积，发自少腹，上至胸咽，若豚之奔突，故名。《太素》卷十五五脏脉诊注："微急者，肾冷发沉厥之病，足脚沉重逆冷不收。"《病源》卷十三贲豚气候云："贲豚气者，肾之积气。其气乘心，若心中踊踊，如事所惊，如人所恐，五藏

不定，食饮辄呕，气满胸中，狂痴不定，忘言忘见，此惊恐奔豚之状。若气满支心，心下闷乱，不欲闻人声，休作有时，乍瘥乍极，吸吸短气，手足厥逆，内烦结痛，温温欲呕，此忧思奔豚之状。"

③折脊：形容腰脊痛如折。《太素》卷十五五脏脉诊注："阳气盛热，阴气虚弱，肾受寒气，致令腰脊痛如折。"

④石水：是水肿病的一种。以腹水、腹部胀满为主症。如《金匮要略》："石水，其脉自沉，外症腹满不喘。"《类经》六卷第二十四注；"石水者，凝结少腹，沉坚在下也。"

⑤小腹睡睡然：睡同垂，重而下坠的意思。小腹睡睡，形容小腹胀满下垂的样子。《太素》卷十五五脏脉诊注："垂垂，少腹垂也。"

⑥沉痔：一种解释认为是内痔。《太素》卷十五五脏脉诊注："沉，内也。"另一种认为是经久不愈的痔。二说可并参。

【语译】

肾脉急甚，为邪深入骨，邪气壅闭的骨癫疾；肾脉微急为沉厥病，肾的寒气上逆发为奔豚，两足难以屈伸，及大小便不通。肾脉缓甚，为腰脊痛如折；微缓为洞泄病，这是因为肾病不能蒸化脾土，化生水谷，饮食不化，即从

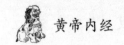

大便排出，或出现下咽即吐的病。肾脉大甚为阴痿不起；微大为石水病，水结于少腹，从脐以下至小腹部，上至胃院皆胀硬如石，为不易治疗的危重症候。肾脉小甚为肾虚不能固摄而为洞泄；微小为精血不足，而为消瘅。肾脉滑甚为有热，故为小便不利，或为癃疝；微滑为肾虚内热，不能生髓养骨，而为骨痿，坐不能起，起则眼目昏花视物不清。肾脉涩甚为气血阻滞，而形成大痈；微涩为气血不利，可出现女子月经不行，或内痔等症。

【原文】

黄帝曰：病之六变者，刺之奈何？岐伯答曰：诸急者多寒；缓者多热；大者多气少血；小者血气皆少；滑者阳气盛，微有热；涩者多血少气，微有寒。是故刺急者，深内而久留之。刺缓者，浅内而疾发针，以去其热，刺大者，微泻其气，无出其血。刺滑者，疾发针而浅内之，以泻其阳气而去其热。刺涩者，必中其脉，随其逆顺而久留之，必先按而循①，之，已发针，疾按其痏②，无令其血出，以和其脉。诸小者，阴阳形气俱不足，勿取以针，而调以甘药也。

【注释】

①循：此处作摩按解。

②痏（wěi 尾）：疮瘢。《太素》卷十五五脏脉诊注："痏，谓疮瘢之也。"常指针瘢而言。本文之""字指

针孔。

【语译】

黄帝说：关于疾病所出现的六种脉象变化，针刺的方法怎样？岐伯说：凡是脉象紧急的多是有寒邪，脉象缓的多属热；脉象大的多属气有余而阴血虚少；脉小的都属气血不足；脉滑的是阳盛而有热；脉涩的气滞血少，微有寒象。因此，在针刺时，对急脉及相应的病变深刺，留针时间长一点，使寒去阳生；对缓脉及相应的病变要浅刺而快出针，以散其热；对大脉及相应的病变要用轻泻的刺法，微泻其气，不能出血，使气血调和；对滑脉及相应的病变用浅刺快出针的方法，以泻亢盛的阳气，而泄其热；对于涩脉及相应的病变，针刺难于得气，选取经脉宜准确，必须刺其脉，根据症状的逆和顺，可以久留针并按摩肌肉，以导脉外的气。出针后，要很快按住针孔，不要出血，使经脉中气血调和；至于脉象小的，是气血俱虚，阴阳形气都不足，不必用针刺治疗，可用甘味药调补。

【原文】

黄帝曰：余闻五脏六腑之气，荥腧所入为合，令何道从入，入安连过，愿闻其故？岐伯答曰：此阳脉之别入于内，属于腑者也。黄帝曰：荥输与合，各有名乎？岐伯答曰：荥输治外经，合治内腑。黄帝曰：治内府奈何？岐伯曰：取之于合。黄帝曰：合各有名乎？岐伯答曰：胃合于

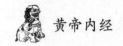

三里，大肠合入于巨虚上廉；小肠合入于巨虚下廉；三焦合入于委阳；膀胱合入于委央，胆合入于阳陵泉。黄帝曰：取之奈何？岐伯答曰：取之三里者，低跗；取之巨虚者，举足；取之委阳者，屈伸而索之；委中者，屈而取之；阳陵泉者，正竖膝予之齐，下至委阳之阳取之；取诸外经者，揄申而从之。

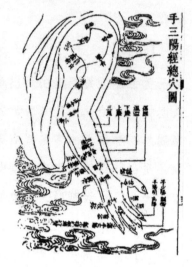

清代吴谦等人所撰《医宗会鉴》中的手三阳经总穴图

【注释】

①入安连过：这是问手足三阳脉气进入合穴后，又和哪些脏腑经脉有互相连属的关系。孙鼎宜："问手足三阳，其上下从何处连属以通气脉也。"

②正竖膝予之齐：即正身蹲坐，使两膝齐平的意思。

③揄申而从之：揄，牵引的意思。申，即伸。这句话的意思是说牵引或伸展四肢来寻找穴位。

【语译】

黄帝说：我听说五脏六腑之气，都出于井穴，从荥腧入而归于合穴，其气血从何道注入合穴，进入后又和哪些脏腑经脉有互相连属的关系呢？请你将其中道理讲给我听。岐伯说：这就是手足阳经从别络进入内部而连属于六腑的过程。黄帝说：荥腧与合穴，在治疗上又怎样分别呢？岐伯说：荥腧的气脉浮浅，可以治外经的病，合则气脉深入，可以治内腑的病。黄帝说：人体内部的腑病，怎样治疗呢？岐伯说：要取三阳经的合穴。黄帝说：三阳的合穴都有名称吗？岐伯说：足阳明胃的合穴在三里；手阳明大肠的脉气，循足阳明胃脉，合于巨虚上廉；手太阳小肠之气，循足阳明脉合于巨虚下廉；手少阳三焦合于足太阳之委阳穴，委阳为三焦下辅腧；足太阳膀胱合于委中；足少阳胆合于阳陵泉。黄帝说：合穴怎样取法呢？岐伯说：取三里穴要使足背低平；巨虚穴则要举足而取；取委阳要屈伸下肢，认真寻索；委中穴要屈膝而取；阳陵泉要正身蹲坐使两膝齐平，在委阳的外侧寻取；治疗在外的经脉的病，要取荥腧，它们的取法是牵拉伸展四肢，使经脉舒展，气血流畅，然后寻取。

【原文】

黄帝曰：愿闻六腑之病？岐伯答曰：面热者，足阳明病；鱼络血者，手阳明病；两胕之上脉坚若陷者，足阳明病，此胃脉也。

【注释】

①面热者，足阳明病：阳明脉循行面部，面热是阳明

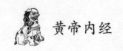

病的表现。《太素》卷十一府病合输注："阳明脉起面，故足阳明病，面热为候也。"

②鱼络血者：是说手鱼的部位血脉郁滞或有瘀斑。

【语译】

黄帝说：我愿听你讲述一下六腑的病变情况。岐伯说：足阳明经脉行于面，面部发热就是足阳明有了病变；手阳明脉行于鱼际之后，内连太阴，故手鱼血脉郁滞或有瘀血斑点是手阳明病；两足背的冲阳脉，出现坚实或虚软下陷现象的，也是足阳明病，因为足背冲阳穴部位属于足阳明胃脉。

【原文】

大肠病者，肠中切痛，而鸣濯濯，冬日重感于寒即泄，当脐而痛，不能久立，与胃同候，取巨虚上廉。

【注释】

①濯濯（zhuó 浊）：为肠鸣音。《太素》卷十一府病合输注："肠中水声。"

②当脐而痛：大肠正当脐之部位，故当脐而痛为大肠症状之一。《太素》卷十一府病合输注："当脐痛者，回肠，大肠也，大肠当脐，故病当脐痛也。"

③与胃同候：指大肠与胃有密切联系，大肠气与胃气具合于上巨虚，所以大肠病可取胃的巨虚穴来治疗。《太

素》卷十一府病合输注："与胃同候者，大肠之气，与足阳明合巨虚上廉，故同候之"。

【语译】

大肠病，肠中急痛，由于传导失常，水液停留，所以肠鸣濯濯，冬天再受了寒邪就会引起泄泻和当脐疼痛，痛时甚至不能站立，大肠连属于胃，故可以取胃经的巨虚上廉来治疗。

【原文】

胃病者，腹膜胀，胃脘当心而痛，上支两胁，膈咽不通，食饮不下，取之三里也。

【注释】

①膜胀：《说文》肉部："膜，起也。"膜胀，指胀满膨起。

【语译】

胃病，可出现腹胀膨满，胃脘部疼痛甚则两胁胀，膈和咽部阻塞不畅，饮食不下。治疗可以取足三里穴。

【原文】

小肠病者，小腹痛，腰脊控睾而痛，时窘之后，当耳前热，若寒甚，若独肩上热甚，及手小指次指之间热，若脉陷者，此其候也。手太阳病也，取之巨虚下廉。

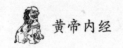

【注释】

①时窘之后：指痛甚窘急，而欲大便。马莳："痛时窘甚，而欲去后也。"

【语译】

小肠病，小腹作痛，腰脊牵引睾丸痛，还有大小便窘急的感觉。或循着经脉的走向出现耳前发热，或寒甚，或肩上热甚，手小指次指间热甚，络脉虚陷不起，部属于小肠病证候。可以取小肠经合穴巨虚下廉进行治疗。

【原文】

三焦病者，腹胀气满，小腹尤坚，不得小便，窘急，溢则为水，留即为胀，候在足太阳之外大络，大络在太阳、少阳之间，赤见于脉，取委阳。

【语译】

三焦病则气化不行，故腹气胀满，小腹部胀得更甚，小便不通而甚感窘迫，水道不利，水溢于皮下为水肿，或停留在腹部为水胀病。三焦病也可以观察足太阳外侧大络的变化，大络在太阳经与少阳经之间，为三焦的下腧委阳，三焦有病，此处脉必现赤色，治疗时取委阳穴。

【原文】

膀胱病者，小腹偏肿而痛，以手按之，即欲小便而不得，肩上热若脉陷，及足小指外廉及胫踝后皆热若脉陷，取委中。

【语译】

膀胱病的症状是小腹部偏肿而疼痛，用手按之，即有尿意，但却不能排出。由于膀胱经脉起于足小趾外侧，循胫踝上行于肩背，所以膀胱病可引起足小趾外侧，胫踝及肩上发热，或者其循行部位的脉下陷不起，治疗时可以取膀胱经的含穴委中。

【原文】

胆病者，善太息，口苦，呕宿汁，心下澹澹，恐人将捕之，嗌中吩吩然，数唾，在足少阳之本末，亦视其脉之陷下者，灸之，其寒热者取阳陵泉。

【注释】

①澹澹：跳动的意思。丹波元简："澹与盲儋同，为跳动貌。"

②足少阳之本末：指少阳经的起止而言。又，《太素》卷十一府病合输注："足少阳本在窍阴之间，标在窗笼，即本末也。"又，《类经》二十卷第二十四注："本末者，在府为本，在经为末也。"《太素》、《类经》二注可作参考。

【语译】

胆病则气郁不畅，常常叹出长气，口苦，因精汁上溢

905

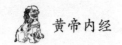

而呕出苦水，同时出现精神不安，心跳恐惧，好象有人要逮捕他一样。咽中如物梗阻，总想将它唾出来。对这些病的治疗，可以在足少阳经从起至止的循行通路上选择穴位，对因气血不足而出现脉陷下的部位，可以施用温灸的方法，如胆病而有寒热现象的，可取足少阳的合穴阳陵泉刺治。

【原文】

黄帝曰：刺之有道乎？岐伯答曰：刺此者，必中气穴，无中肉节。中气穴则针游于巷，中肉节即皮肤痛，补泻反则病益笃。中筋则筋缓，邪气不出，与其真相搏，乱而不去，反还内著。用针不审，以顺为逆也。

【注释】

①气穴：即腧穴。因其和经气相通，故称气穴。《类经》二十卷第二十四注："经气所至，是谓气穴"。

②肉节：《类经》二十卷第二十四注："肉有节界，是谓肉节"。

③中气穴则针游于巷：是形容针刺得当，刺中穴位后，针感即沿经脉循行路线出现。《太素》卷十一府病合输注："巷，谓街巷空穴之处也。"马莳："中气穴，则针游于巷，而气脉相通，即《素问》气穴论游针之居也。"

④补泻反则病益笃：补泻不当，补实泻虚就会使病情加重。

【语译】

黄帝说：针刺以上诸穴有一定的规律吗？岐伯说：针刺这些穴位一定要刺中气穴，切不可刺于肉节。因为刺中气穴，就如针游于空巷之内，经脉就能得以疏通，若刺到肉节上，只能损伤良肉，使皮肤疼痛，起不到治疗作用。此外，补泻手法也要正确使用，假若虚证用了泻法，或实证用了补法，当补而泻，当泻而补，疾病必因此而加重。如果误刺在筋上，不仅会伤筋而造成弛缓，而且病邪无由而出，与真气纠缠斗争，扰乱人体的气机，甚至还会内陷，固着于体内，使疾病更加深入发展。这都是用针不审慎，刺法错乱所造成的恶果。

卷之二

根结第五

【题解】

本篇主要是讨论经脉的根穴与结穴在治疗上的作用。根，是经脉之气始生之处；结，是经脉之气归结之地。本篇详述了足之三阴三阳经根结的部位与穴名，对应于开、

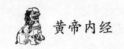

阖、枢而具有的不同作用及其所主的疾病；又列举了手足三阳经各自之根、溜、注、人等部位的主穴。由于本篇的内容，着重于经络的根结本末与治疗的关系，所以篇名叫做"根结"。

【原文】

岐伯曰：天地相感，寒暖相移，阴阳之道，孰少孰多？阴道偶，阳道奇，发于春夏，阴气少，阳气多，阴阳不调，何补何写？发于秋冬，阳气少，阴气多，阴气盛而阳气衰，故茎叶枯槁，湿雨下归，阴阳相移，何写何补？奇邪离经，不可胜数。不知根结，五藏六府，折关败枢，开阖而走，阴阳大失，不可复取。九针之玄，要在终始，故能知终始，一言而毕，不知终始，针道咸绝。

太阳根于至阴，结于命门。命门者，目也。阳明根于厉兑，结于颡大。颡大者，钳耳也。少阳根于窍阴，结于窗笼。窗笼者，耳中也。

太阳为开，阳明为阖，少阳为枢。故开折则肉节渎而暴病起矣，故暴病者，取之太阴，视有余不足。渎者，皮肉宛膲而弱也。阖折则气无所止息而痿疾起矣，故痿疾者，取之阳明，视有余不足。无所止息者，真气稽留，邪气居之也。枢折即骨繇而不安于地，故骨繇者，取之少阳，视有余不足。骨繇者，节缓而不收也。所谓骨繇者，摇故也。当穷其本也。

太阴根于隐白，结于太仓。少阴根于涌泉，结于廉泉。厥阴根于大敦，结于玉英，络于膻中。

太阴为开，厥阴为阖，少阴为枢。故开折则仓廪无所输膈洞，膈洞者，取之太阴，视有余不足。故开折者，气不足而生病也。阖折即气绝而喜悲，悲者，取之厥阴，视有余不足。枢折则脉有所结而不通，不通者，取之少阴，视有余不足，有结者，皆取之不足。

足太阳根于至阴，溜于京骨，注于昆仑，入于天柱，飞扬也。足少阳根窍阴，溜于丘墟。注于阳辅，入于天容、光明也。足阳明根于厉兑，溜于冲阳，注于下陵，入于人迎、丰隆也。手太阳根于少泽，溜于阳谷，注于小海，入于天窗、支正也。手少阳根于关冲，溜于阳地，注于支沟，入于天牖、外关也。手阳明根于商阳，溜于合谷，注于阳溪，入于扶突、偏历也。此所谓十二经者，盛络皆当取之。

一日一夜五十营，以营五藏之精，不应数者，名曰狂生。所谓五十营者，五藏皆受气，持其

明代张介宾《类经图翼》脏腑图中的小肠上下口图

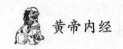

脉口，数其至也。五十动而不一代者，五藏皆受气；四十动一代者，一藏元气；三十动一代者，二藏无气；二十动一代者，三藏无气；十动一代者，四藏无气；不满十动一代者，五藏无气。予之短期，要在《终始》。所谓五十动而不一代者，以为常也，以知五藏之期。予之短期者，乍数乍疏也。

黄帝曰：逆顺五体者，言人骨节之大小，肉之坚脆，皮之厚薄，血之清浊，气之滑涩，脉之长短，血之多少，经胳之数，余已知之矣，此皆布衣匹夫之士也。夫王公大人，血食之君，身体柔脆，肌肉软弱，血气慄悍滑利，其刺之徐疾浅深多少，可得同之乎？岐伯答曰：膏粱菽藿之味，何可同也？气滑即出疾，其气涩则出迟，气悍则针小而入浅，气涩则针大而入深，深则欲留，浅则欲疾。以此观之，刺布衣者，深以留之；刺大人者，微以徐之，此皆因气慄悍滑利也。

黄帝曰：形气之逆顺奈何？岐伯曰：形气不足，病气有余，是邪胜也，急写之。形气有余，病气不足，急补之。形气不足，病气不足，此阴阳气俱不足也，不可刺之，刺之则重不足，重不足则阴阳俱竭，血气皆尽，五藏空虚，筋骨髓枯，老者绝灭，壮者不复矣。形气有余，病气有余，此谓阴阳俱有余也，急泻其邪，调其虚实。故曰：有余者写之，不足者补之，此之谓也。

故曰：刺不知逆顺，真邪相搏，满而补之，则阴阳四溢，肠胃充郭，肝肺内膜，阴阳相错；虚而写之，则经脉空虚，血气竭枯，肠胃㦜辟，皮肤薄著，毛腠夭膲，予之死期。故曰：用针之要，在于知调阴与阳。调阴与阳，精气乃光，合形与气，使神内藏，故曰：上工平气，中工乱脉，下工绝气危生，故曰：下工不可不慎也。必审五藏变化之病，五脉之应，经络之实虚，皮之柔粗，而后取之也。

【注释】

①奇邪离经：奇邪，指不正之邪；"离"，有"罹"义，侵入的意思。奇邪离经，就是不正之邪侵入人体流传无定。

②根结：脉气所起为根，所归为结。

③颡（sāng 桑）大：颡，同额。颡大，指额之大角，这里是从额之大角入发际五分的头维穴，以其钳束于耳上，故又称钳耳。

④开、阖、枢：门敞叫开，门关叫合，转轴叫枢。本文喻三阴或三阳相互为用的关系，以及在人体的作用，也可理解为层次的深浅。

⑤太仓：即中脘穴。

⑥膏粱菽藿：膏，脂膏；粱，细粮；菽，豆类；藿，豆叶。

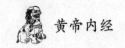

⑦偰（shè 射）辟：形容皮肤松弛确皱纹。

【语译】

岐伯说：天气与地气互相感应，于是出现了气温的寒暖转移，其中阴和阳的有规律的变化，有无多少之分？阴道是逢双的偶数，阳道是逢单的奇数。如果疾病发生在春夏，阴气少而阳气多的季节，此时阴阳之气不相协调，应在哪一经用补法？哪一经用泻法？若病发生在秋冬阳气少而阴多的季节，此时植物的茎叶枯萎，水湿和雨露下归于根部。这种阴阳相移的情况，应在哪一经用补法？哪一经用泻法？如果四时不正之气入侵经络，进而离经深入脏腑，其变化无穷，而形成很多疾病，治疗时若不懂得根结的意义，不知道脏腑开、合、枢浅深出入的作用，以致机关折损，枢纽败坏，表里的开合失职，使精气走泄不藏，体内的阴阳之气，受到重大的损失，即使取穴用针，也不可能再起作用了。因此，运用九针的奥妙，在于明白经脉的起止，能够懂得经脉起止的，一句话就能概括九针治病的关键，若不明经脉的始终，则针刺的道理就闭绝难通了。

足太阳经起于至阴穴，终于命门。"命门"，是指目内侧的睛明穴。足阳明经起于厉兑穴，终于颡大，"颡大"，是指在耳钳直上额角入发际的头维穴。少阳经起于窍阴穴，终于窗笼。"窗笼"，是指耳中的听官穴。

太阳主表为开，阳明主里为合，少阳介于表里之间，似户枢故称枢。如果开的功能失常，则皮肤肌肉干枯，病邪易侵而迅疾发病，此时可取足太阳的俞穴，并根据虚实情况选择补泻手法。这里所说的"渎"，是指皮肉消瘦干枯脆弱。如果"合"的功能失常，则真气难以运行而发生痿躄。所以治疗痿躄，当取足阳明经的俞穴，同样要辨其虚实。这里的"无所止息"，是指真气的滞留，病邪的盘锯，所以发生痿躄。如果"枢"的功能失常，则会发生骨节弛缓摇摆而站立不稳的骨繇病。骨繇，可取足少阳经的俞穴，也要根据虚实进行治疗。这里的骨繇是指关节弛缓不收，动摇不定。所以称为骨繇，就是因为骨节动摇的缘故。综上所述，对于三阳经开、合、枢的病变，必须弄清它的本质，才能获得正确的治疗。

　　足太阴经起于隐白穴，终于中脘穴。足少阴经，起于涌泉穴，终于廉泉穴。足厥阴经，起于大敦穴，终于玉英穴，并且有络下连膻中穴。

　　太阴是三阴之表主开；厥阴是三阴之里主合；少阴介于表里之间为枢。如果开的作用失常，则脾的运化功能失健，而发生上为闭塞、下为泄泻的膈洞病，膈洞病取足太阴经穴位，当根据虚实情况而调之。开的作用之所以失常，是由于脾胃气虚不能运化水谷所致。如果合的功能失常，则肝气绝于里，而肺气乘之，故时有悲哀情绪发生，

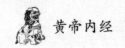

治疗悲哀，应取足厥阴肝经的俞穴，并根据虚实而调之。如果枢的作用失常，则肾脉有所郁结而下焦不通，对下焦不通的病症，可取足少阴经脉的俞穴，同样要根据虚实情况，泻有余而补不足。一般说来，这种郁结的病证，多由于正气不足所致，当采用补法治之。

足太阳经起于至阴穴，流行于京骨穴，灌注于昆仑穴，上入于天牖柱穴而走头，下入于络穴飞扬（交足少阴经）。足少阳经起于窍阴穴，流行于丘墟穴，灌注于阳辅穴，上入于天冲穴，下入于光明穴（交足厥阴经）。足阳明经起于厉兑穴，流行于冲阳穴，灌注于解溪穴，上入于人迎穴，下入于丰隆穴（交足太阴经）。手太阳经起于少泽穴，流行于阳谷穴，灌注于小海穴，上入于天窗穴，下入于支正穴（交手少阴经）。手少阳经起于关冲穴，流行于阳池穴，灌注于支沟穴，上入于天牖穴，下入于外关穴（交手厥阴经）手阳明经起于商阳穴，流行于合谷穴，灌注于阳溪穴，上入于扶突穴，下入于偏历穴（交手太阴经）。以上是手足三阳左右共为十二经脉的根、流、注、入的穴位，凡属邪客而经络盛满的疾患，皆可取上穴以泻之。

经脉中的气血一昼夜循环运行于人体的五十周次，目的在于运行五脏的精气，如有太过或不及而不符合此周次者，就叫做"狂生"。所谓"五十营"，就是使五脏都得到精气的营养，这可从寸口切脉的部位上，计算其搏动的次数，从而测知脏气的盛衰。如果脉搏跳动五十次而无歇止，说明五脏健全，精气充足；如脉搏跳动四十次而有一次歇止的，其中有一脏功能不健全；如脉搏跳动三十次而有一次歇止的，就有两脏功能不健全；如脉搏跳动二十次而有一次歇止的，就有三脏功能不健全；如脉搏跳动十次而有一次歇止的，就有四脏功能不健全；如不满十次而有一次歇止的，就是五脏的功能都不健全。根据这种情况，可以预测死期，其主要内容在《终始》篇中已大体论述。所说的五十动而不出现一次歇止，属于正常现象。如五十动中见有歇止，可根据歇止的至数多少来判断疾病的预后，要断定其死期只要发现脉搏忽快忽慢而不规则时，死期就近了。

黄帝说：人的形体有五种不同，是讲骨节有大有小，肌肉有坚有脆，皮肤有厚有薄，血液有清有浊，气的运行有滑有涩，经脉有长有短，营血有多有少，以及经脉的数目等，我都知道了，但这些都是指劳动人民或体格强壮的人。而那些王公大人，饮食精美，养尊处优，故身体柔脆，肌肉软弱，血气运行疾速滑利，他们得病时，运用针刺治疗在快慢、浅深和取穴的多少上，是否相同？岐伯答道：那些饮食精美的王公大人与吃粗粮蔬菜的布衣匹夫所得疾病治法怎么会相同呢？凡是针下感应滑利的，要快些

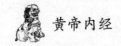

出针；针下感应涩滞的，要慢些出针。气行滑利，感应很快的，宜用小针浅刺；气行涩滞，感应很慢的，可采用大针深刺。深刺的要留针；浅刺的出针要快。根据这个原则，可见针刺身体强壮的布衣匹夫，可以深刺和留针；针刺养尊处优的王公大人，当用微细的小针，徐缓刺入，这是因为这些人的气行滑利的缘故。

黄帝说：人的形体强弱与病气的强弱有时是不一致的，有时是一致的，这种情况，在治疗时应怎样区别？岐伯说：如外在的形体体现不足，而病气占优势，是邪气胜于正气的表现，应该急用泻法；若外表的形体虽然魁伟强壮，而受病的某一脏腑，机能是衰弱的，当毫不犹豫的使用补法。倘若在外的形体不强健，在内受病的脏气又衰弱，这是阴阳表里俱不足，就不能用针刺治疗了。如用针治，是虚上加虚。虚上加虚内外阴阳将因此而衰竭，血气亦将尽耗，五脏的精气空虚，筋骨痿弱，骨髓枯槁，老年人固然会死亡，就是壮年人也不容易恢复。如果外在的形体壮实，脏腑机能素来也健全，这是阴阳表里都有余，此时可先泻其邪，然后调整正气。所以说"有余者泻之，不足者补之"，就是这个道理。

所以说：针刺治病，不懂得相逆和相顺的补泻作用，以及正邪消长的情况，对邪气盛满的误用了补法，会使阴阳表里之邪气弥漫，充斥于肠胃，肝肺壅滞胀满，使阴阳内外气血运行发生错乱。遇虚证而用泻法，可使经脉空虚，气血衰竭枯涸，肠胃肌肉松驰而起皱叠，皮肤瘦薄附骨，毫毛腠理夭折而憔悴，那就离死亡不远了。因此说：用针刺治病的关键，在于懂得调节阴阳的盛衰。只有阴阳平衡协调了，才能使精气充足，形体与神气相互维系，神气得以内藏不泄。所以说：技术高明的医生，能调节阴阳之气，使之归于平衡；技术一般的医生，可能造成经脉的气血逆乱；技术差的医生，往往造成精气耗绝而危及生命。所以说：技术差的医生，是不可不谨慎的。在针刺之前，必须详细察明五脏的病情的变化与五脏脉象相应的情况，以及经络的虚实，皮肤的柔润与粗糙，然后才能进行治疗。

寿夭刚桑第六

【题解】

本篇着重讨论了人体阴阳刚柔的不同体质类型，其中包括形体的缓急、元气的盛衰、皮肤的厚薄、骨骼的大小、肌肉的坚脆、脉气的坚大弱小等方面的内容。因为本篇主要从体质形态刚柔来阐述辨别生死、寿夭的方法，所以篇名叫做"寿夭刚柔"。

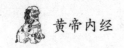

【原文】

黄帝问于少师曰：余闻人之生也，有刚有柔，有弱有强，有短有长，有阴有阳，愿闻其方。少师答曰：阴中有阴，阳中有阳，审知阴阳，刺之有方①，得病所始，刺之有理②，谨度病端，与时相应③，内合于五脏六腑，外合于筋骨皮肤，是故内有阴阳，外亦有阴阳。在内者，五脏为阴，六腑为阳；在外者，筋骨为阴，皮肤为阳。故曰病在阴之阴者，刺阴之荥输，病在阳之阳者，刺阳之合；病在阳之阴者，刺阴之经；病在阴之阳者，刺络脉，故曰病在阳者命曰风，病在阴者命曰痹，阴阳俱病命曰风痹。病有形而不痛者，阳之类也；无形而痛者，阴之类也。无形而痛者，其阳完而阴伤之地，急治其阴，无攻其阳；有形而不痛者，其阴完而阳伤之也，急治其阳，无攻其阴。阴阳俱动，乍有形，乍无形，加以烦心，命曰阴胜其阳，此谓不表不里，其形不久。

【注释】

①审之阴阳，刺之有方：方，道的意思，即道理，规律，见《易》系辞上传虞注。《类经》二十一卷第三十一注："刚柔强弱短长，无非阴阳之化。然曰阴曰阳，人皆知之，至若阴中复有阴，阳中复有阳，则人所不知也，故当详审阴阳，则刺得其方矣。"

②得病所始，刺之有理：理，在此作法度解，言针刺

合乎法度。《类经》二十一卷第三十一注："得病所始者，谓知其或始于阴，或始于阳，故刺之有理也。"

③谨度病端，与时相应：病端，即病因，因六淫各与时季的五行属性相应，故说与时相应。《类经》二十一卷第三十一注："谨度病端者，谓察其风因木化，热因火化，湿因土化，燥因金化，寒因水化，故与时相应也。"

【语译】

黄帝向少师问道：我听说人出生后，性情便有刚柔之分，体质有强弱的不同，身形有高矮的差别，而且还有男女的不同，希望听听其中的道理。少师回答说：阴中有阳，阳中有阴，审察清楚阴阳的属生，刺治时才有可以遵循的法度。知道疾病起始的原因，针刺才能有适当的理由，同时还要考虑发病的情形与四时变化的联系。四时的变化在内与人的五脏六腑相合，在外与筋骨皮肤相应，这就是天地有阴阳，人体有阴阳的道理。在人体内五脏为阴，六腑为阳；在外

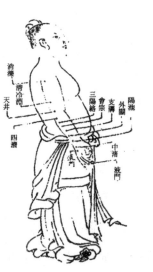

明少本《普济方》中的手少阳三焦经左右二十四穴图

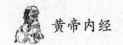

层，则筋骨为阴，皮肤为阳。所以病在阴中之阴的五脏的，就应当刺阴经的荥穴和俞穴；病在阴中之阳的六腑的，就应当刺阳经的合穴；病在阳中之阴的筋骨的，就应当刺阴经的经穴；病在阴中之阳的皮肤，则刺表浅的络脉就够了。所以说，病在阳经的叫做风，病在阴经的叫做痹，阴阳两经都有病的叫做风痹。病有形而不痛的，属于阳经的病变；病无形而痛的，属于阴经的疾病。无形而痛的，说明阳经未受侵害，只是阴经有病，应立即在阴经取穴治疗，不可刺其阳经；有形而不痛的，说明阴经未受侵害，只是阳经有病，应立即在阳经取穴治疗，可刺其阴经。阴阳表里都有病的，时而有形，时而无形，并且心中烦躁的，叫做阴胜于阳的病。此即为不表不里，病的形体也不能久存了。

【原文】

黄帝问于伯高曰：余闻形气病之先后，外内之应①奈何？伯高答曰：风寒伤形，忧恐忿怒伤气。气伤脏。乃病脏；寒伤形，乃应形；风伤筋脉，筋脉乃应。此形气外内之相应也。黄帝曰：刺之奈何？伯高答曰：病九日者，三刺而已；病一月者，十刺而已。多少远近，以此衰②之。久痹不去身者，视其血络，尽出其血。黄帝曰：外内之病，难易之治奈何？伯高答曰：形先病而未入脏者，刺之半其日；脏先病而形乃应者，刺之倍其日。此外内难易之应也。

【注释】

①外内之应：《类经》二十一卷第三十一注："形见于外，气运于中，病伤形气，则或先或后，必各有所应。"

②衰：等差的意思。"以此衰之"，即以此标准作为等差来进行比较。《国语》齐语："相地而衰征。"疏："衰，差也。"

【语译】

黄帝问伯高说：我听说形体和脏气在发病时有先有后，那么其内外相应的情况是怎样的呢？伯高回答说：风寒外袭先伤形体，忧恐忿怒先伤脏气。气伤了五脏，就会使五脏发病。寒邪伤了形体就会在形体上表现出来。风邪伤了筋脉，就会在筋上有所表现。这就是形体和脏气与疾病内外相应的关系。

黄帝说：那么该怎样刺治呢？伯高回答说：病了九天的针刺三次就可以了。病一个月的，针刺十次就可以了，得病时间的长短，可以据此施治。如果痹证久滞不去的，就应该观察他的血络，完全去掉瘀血。

黄帝说：人体内外的病，在针刺时难治和易治的区别是什么呢？伯高回答说：形体先病却还没有传入内脏的，针刺的日数可以减少一半；内脏先病而形体才有病的，针刺的日数应当增加一倍，这就是内外病，在治时所相应的

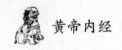

难易。

【原文】

黄帝问于伯高曰：余闻形有缓急，气有盛衰，骨有大小，肉有坚脆，皮有厚薄，其以立寿夭奈何①？伯高答曰：形与气相任则寿，不相任则夭②。皮与肉相果则寿，不相果则夭③。血气经络，胜形则寿，不胜形则夭④。黄帝曰：何谓形之缓急？伯高答曰：形充而皮肤缓者则寿⑤，形充而皮肤急者则夭⑥，形充而脉坚大者顺也⑦，形充而脉小以弱者气衰，衰则危矣⑧。若形充而颧不起者骨小，骨小则夭矣⑨。形充而大肉䐃坚而有分者肉坚⑩，肉坚则寿矣；形充而大肉无分理不坚者肉脆，肉脆则夭矣。此天之生命所以立形定气而视寿夭者。必明乎此，立形定气，而后以临病人，决死生。黄帝曰：余闻寿夭，无以度之。伯高答曰：墙基卑，高不及其地者⑪，不满三十而死，其有因加疾者⑫不及二十而死也。黄帝曰：形气之相胜，以立寿夭奈何？伯高答曰：平人而气胜形者寿⑬，病而形肉脱，气胜形者死，形胜气者危矣⑭。

【注释】

①其以立寿夭奈何：《类经》三卷第十五注："此欲因人之形体气质，而知其寿夭也。"

②形与气相任则寿，不相任则夭：《类经》三卷第十五注："任，相当也，盖形以寓气，气以充形。有是形当

有是气，有是气当有是形。故表里相称者寿，一强一弱，而不相称者夭。"

③皮与肉相果则寿，不相果则夭：《类经》三卷第十五注："肉居皮之里，皮为肉之表，肉坚皮固者，是为相果，肉脆皮疏者，是为不相果。相果者，气必畜故寿，不相果者，气易失故夭。"

④血气经络，胜形则寿，不胜形则夭：《类经》三卷第十五注："血气经络者，内之根本也。形体者，外之较叶也，根本胜者寿，枝叶胜者夭。"

⑤形充而皮肤缓者则寿：《类经》三卷第十五注："形充而皮肤和缓者，气脉从容，故当寿。"

⑥形充而皮肤急者则夭：《类经》三卷第十五注："形充而皮肤紧急者，气脉促迫，故当夭"。

⑦形充而脉坚大者顺也：《类经》三卷第十五注："形充脉大者，表里如一，故曰顺。"

⑧形充而脉小以弱者气衰，衰则危矣：《类经》三卷第十五注："形充脉弱者，外实内虚故曰危。"

⑨若形充而颧不起者骨小，骨小则夭矣：《类经》三卷第十五注："颧者，骨之本也，故形充而颧不起者，其骨必小。骨小肉充，臣胜君者也，故当夭。"

⑩形充而大肉䐃坚而有分者肉坚：《类经》三卷第十五注："大肉，臀肉也，䐃者，筋肉结聚之处，坚而厚者

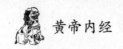

是也，有分者，肉中分理明显也。"按：大肉，除指臀肉外，还应包括腿臂之肉。

⑪墙基卑，高不及其地者：《类经》三卷第十五注："墙基者，面部四旁骨骼也。地者，面部之肉也。墙基不及其地者，骨衰肉胜也，所以不寿。"

⑫其有因加疾者：马蒔曰："盖不慎守，而或为外感内伤也。"

⑬平人而气胜形者寿：《类经》三卷第十五注："人之生死由乎气，气胜则神全，故平人以气胜形者寿，设外貌虽充而气不足者，必非寿器。"

⑭病而形肉脱……形胜气者危矣：《类经》三卷第十五注："若病而至于形肉脱，虽其气尚胜形，亦所必死。盖气为阳，形为阴，阴以配阳，形以寓气，阴脱则阳无所附，形脱则气难独留。故不免于死。或形肉未脱，而元气衰竭者，形虽胜气，不过阴多于阳，病必危矣。"

【语译】

黄帝问伯高说：我听说人的形体有缓急的不同，气有盛衰的区别，骨骼有大小的差异，肌肉有坚脆的不同，皮肤有厚薄的区别，这与人的寿夭有什么关系呢？伯高回答说：形体与元气相称的会长寿，不相称的会夭亡。皮肤与肌肉相适应的会长寿，不适应的会夭亡。血气经络的充盛胜过形体的会长寿，不能胜过形体的会夭亡。

黄帝说：什么叫形体的缓急？伯高回答说：形体充实而皮肤柔滑的能长寿。形体充实但皮肤却很坚紧的人会短寿。形体充实而脉象坚大的人康顺；形体充实而脉象弱小的说明气已经衰弱了，气衰了也危险了。形体充实而面部颧骨不能突起的人，骨骼必小，骨骼小的人短寿。形体充实而肌肉坚实、分理明晰的肉坚，肉坚就会长寿。形体充实却显肥胖肉脆，肉脆就会短寿。这是天所决定的。所以依据形气的情况，可以判断人寿命的长短。医者必须了解立形定气的知识，然后去治疗病人，以判断其死生。

黄帝说：我听说人的寿夭，是难以料定的。伯高回答说：墙基捶矮，骨衰肉胜的人，不满三十岁就会死去。如果再加上得病，那就活不到二十岁了。

黄帝问：形气的相胜，怎样用来确定人寿命的长短呢？伯高回答说：无病的人，其气强于形体的可以长寿；有病的人，形体肌肉消瘦，如其气胜过了形体，必死无疑。但因为元气已衰而使形体胜过了元气，也是危险的。

【原文】

黄帝曰：余闻刺有三变，何谓三变？伯高答曰：有刺营者，有刺卫者，有刺寒痹之留经者①。黄帝曰：刺三变者奈何？伯高答曰：刺营者出血②，刺卫者出气③，刺寒痹者内热④。

黄帝曰：营卫寒痹之为病奈何？伯高答曰：营之生病

也，寒热少气⑤，血上下行⑥。卫之生病也，气痛时来时去⑦，怫忾贲响⑧，风寒客于肠胃之中⑨。寒痹之为病也，留而不去，时痛而皮不仁⑩。

黄帝曰：刺寒痹内热奈何⑪？伯高答曰：刺布衣者，以火焠之⑫；刺大人者，以药熨之⑬。

【注释】

①有刺营者，有刺卫者，有刺寒痹之留经者：《类经》二十一卷第三十二注："刺营者，刺其阴，刺卫者，刺其阳，刺寒痹者，温其经，三刺不同，故曰三变。"

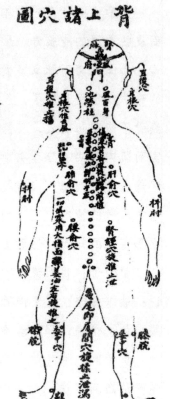

《小儿推拿法》

按摩图中的背上诸穴图

②刺营者出血：马莳："刺营气者，必出其血，正以血者营气之所化。营卫生会篇云：营气化血，以奉生身。《素问》调经论云：取血于营也。刺营见血，出邪气也。"

③刺卫者出气：《太素》卷二十二三变刺注："刺卫

见气，出邪气也"。马莳："刺卫气者，必出其气。正以卫气属阳，痹论谓循皮肤之中，分肉之间，熏于肓膜，散于胸腹。调经论云：取气于卫也。"

④刺寒痹者内热：《太素》卷二十二三变刺注："寒湿之气，停留于经络，久留针，使之内热，以去其痹也。"

⑤营之生病也，寒热少气：《类经》二十一卷第三十二注："营主血，阴气也。病在阴分，则阳胜之，故为寒热往来。阴病则阴虚。阴虚则无气，故为少气。"

⑥血上下行：《类经》二十一卷第三十二注："邪在血，故为上下妄行。所以刺营者，当刺其血分。"

⑦卫之生病也，气痛时来时去：《类经》二十一卷第三十二注："卫属阳，为水谷之悍气，病在阳分，故为气痛，气无定形，故时来时去。"

⑧怫忾贲响：《太素》卷二十二三变刺注："怫忾，气盛满貌：贲响，腹胀貌也。"

⑨风寒客于肠胃之中：《类经》二十一第三十二注"风寒外袭，而客于肠胃之间，以六腑属表而阴邪归之，故病亦生于卫气。"

⑩时痛而皮不仁：有时疼痛，有时麻木不仁。《素问》风论："故其肉有不仁也。"王注："不仁，谓痹而不知寒热痛痒。"《素问》痹论："故为不仁。"王法："不仁者，皮顽不知有无也。"

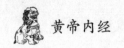

⑪刺寒痹内热奈何：《类经》二十一卷第三十二注："内热，谓温其经也。"

⑫以火焠之：《素问》调经论："焠针药熨。"王注："焠针，火针也。"《类经》二十一卷第三十二注："以火焠之，即近世所用雷火针，及艾蒜针灸之类。"

⑩以药熨之：《史记》扁鹊传："案抚毒熨。"索隐："毒病之处，以药熨贴也。"

【语译】

黄帝说：我听说针刺有三种不同的情况，那么是哪三种不同的情况呢？伯高回答说：即是刺营、刺卫、刺寒痹留于经络之中的等三种不同刺法。

黄帝问：这三种刺法是怎样运用的呢？伯高回答说：刺营用出血法，以发散郁血；刺卫的目的是疏泄卫气；刺寒痹的目的则是纳热。

黄帝说：营、卫、寒痹三病的特征各是什么呢？伯高回答说：营病，有寒热、气短、血上下妄行的症状。卫病则表现为气痛，时来时去，忽痛忽止，腹部郁满，膨胀，这是风寒外袭侵入了肠胃造成的。寒痹，是因为血脉凝滞不行所致，所以表现为肌肉疼痛或皮肤麻木不仁。

黄帝问：刺寒痹用纳热法是怎么一回事？伯高回答说：刺治布衣之士，刺完后须用火熨或艾灸；对于养尊处优的人，刺针后须用药熨的方法。

【原文】

黄帝曰：药熨奈何？伯高曰：用淳酒二十升①，蜀椒一升，干姜一斤，桂心一斤②①，凡四种③，皆㕮咀②，渍酒中③，用④绵絮一斤，细白布四丈⑤，并⑥内酒中。置酒马矢煴⑦中④，盖封涂，勿使泄⑧，五日五夜，出布绵絮，曝干之，干复渍，以尽其汁。每渍必晬⑤其日，乃出于。干，并用滓与绵絮，复布为复巾⑥，长六七尺，为六七⑨巾，则用之生桑炭炙巾⑦，以熨寒痹所刺之处，令热入至于病所，寒复炙巾以熨之，三十遍而止。汗出，以巾拭身，亦三十遍而止。起步内中，无见风⑧。每刺必熨，如此病已矣。此所谓内热也。

【注释】

①用淳酒二十升……桂心一斤：《太素》卷二十二三变刺注："酒淑姜桂，四物性热而又泄气，故用之熨。身皮腠适，而可刺也。此在冬日血气不流之时，熨之令通也。"

②㕮咀：《类经》二十一卷第三十二注："㕮咀，古人以口嚼药，碎如豆粒而用之。"

③渍酒中：浸泡在酒中。

④置酒马矢煴中：陆懋修曰："说文：'煴，郁烟也'，此谓烧马矢郁烟，置盛酒器于中也。"马矢，即马粪。

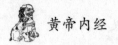

⑤晬（zuì 醉）：一昼夜的时间。《太素》卷二十二三变刺注："晬，一日周时也。"

⑥复布为复巾：《类经》二十一卷第三十二注："复布为复巾者，重布为巾，如今之夹袋，所以盛贮绵絮药渣也"。

⑦则用之生桑炭炙巾：《类经》二十一卷第三十二注："炙巾以生桑炭者，桑能利关节，除风寒湿痹诸痛也。"

【语译】

黄帝问：药熨的方法怎样呢？伯高说：是用醇酒二十升，蜀椒一升，干姜一斤、桂心一斤，这四种药捣碎后浸泡在酒中，再用棉絮一斤，细白布四丈，都浸泡在酒中，用泥封盖严密，不要让它泄了气，再把酒器放在燃烧的马烘上面煨，经过五天五夜后，取出白布及棉絮晒干，再浸入酒中，直到酒被用完。每浸一次需要一天一夜的时间，才能取出晒干，并将药滓和丝棉放在布袋内，这种布袋，是用布做的双层夹袋，长六七尺，共六七个，使用时，先将夹袋在桑炭上烤热，然后贴在刺治寒痹的穴位上，使热气达到病的部位，冷了则烤热后再熨，共三十次才能停止，出汗后用干布拭干身体，也是三十次而止。熨后在室内散步，不要经风。每针刺一次必熨一次，这样病就可以治好，这就是所说的纳热方法。

官针第七

【题解】

本篇主要讨论了正确使用九针的重要性，说明了九针各有其不同的性能，并指出了其各自的适应证。由于本篇所阐述的内容均具有法定之意，即治病立法，因此本篇叫做"官针"。

【原文】

凡刺之要，官针①最妙。九针之宜，各有所为，长短大小，各有所施，不得其用，病弗能移。病浅针深，内伤良肉，皮肤为痈②；病深针浅，病气不泻，反为大脓。病小针大，气泻太甚，疾必为害③；病大针小，气不泄泻，亦复为败④。失针之宜，大者大泻，小者不移。已言其过，请言其所施。

【注释】

①官针：指大家公认的针具和操作方法。《类经》十九卷第四注："官，法也，公也。制有法而公于人，故曰官针"。张志聪："九针之法，有大小长短之制，有浅深补泻之宜，有三五九十二刺之法，各有所施也。"

②内伤良肉，皮肤为痈：《类经》十九卷第四注：

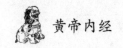

"内伤良肉，则血流于内，而溃于外，故皮肤为痈。"

③气泻太甚，疾必为害：《类经》十九卷第四注：
"气泻太甚，元气伤也，故必为害。"

④气不泄泻，亦复为败：《类经》十九卷第四注；
"针不及病，则病气不泄，故亦为败。"

【语译】

针刺的关键，就是要选择规格适当的针具。临床治疗
之所以需要九种针具，就是因为它们各有不同的治疗效
果，长针、短针、大针、小针，第一种针的使用对象都不
同。如果施针不合理，就无法治愈病痛。如果病痛在皮肤
表面，而针却刺得很深，那么就容易使肌肉受到伤害，从
而引发皮肤脓肿；如果病痛在肌肉深处，而针却刺得很
浅，那么不但无法消除病气，反而还会使皮肤产生大面积
疮疡；如果病情轻微，却刺以大针，针刺过重，就容易使
元气消散过甚而加剧病情；如果病情严重，却仅以小针轻
刺，邪气无法疏泄，就难以达到预期疗效。可见，针刺时
如果没有选择合适的针具，应当使用小针之处却使用了大
针，针刺过度，就会伤害元气；而应当使用大针之处却使
用了小针，针刺力度不够，那么疾病就无法消除。上文中
我已经阐述了错误使用针具的害处，下面就让我来说一说
针具的正确使用方法。

【原文】

病在皮肤无常处者①，取以镵针于病所，肤白勿取②。病在分肉间，取以员针于病所。病在经络痼痹者，取以锋针。病在脉，气少当补之者，取以锃针于井荥分输。病为大脓者，取以铍针。病痹气暴发者，取以员利针。病痹气痛而不去者，取以毫针。病在中者③，取以长针。病水肿不能通关节者，取以大针。病在五脏固居者，取以锋针，泻于井荥分输，取以四时。

【注释】

①病在皮肤无常处者：《太素》卷二十二九针所主注："皮肤痛无常处者，阳气盛也。"

②肤白勿取：《太素》卷二十二九针所主注："痛处肤当色赤，故白处痛移，不可取也。"

③病在中者：《类经》十九卷第四注："中者，言其远也。"

【语译】

病痛在皮肤表面的位置并不固定的，可采用镵针针刺病痛之处，以便消散风热，可如果患难与共处的皮肤苍白无红肿，那就表明风热已经散去，就不可再使用镵针针刺了。病痛位于皮下浅层肌肉中或肌腱之间的，可采用员针来按摩病痛之处，使气血顺畅。病痛位于经络，属顽固性

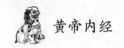

痹症的，可采用锋针医治，刺络放血。病痛位于经脉，属脉气不足的虚证当用补法的，可采用锃针按按压各经脉脉含情上的井穴、荥穴等腧穴，令血气畅通。脓疡一类的病痛，可采用剑形的铍针切割排脓。急性痹症，可采用员利进行医治，将其深刺入人体，可治疗暴痛。疼痛且长时间无法痊愈的痹病，可采用毫毛状的毫针来医治，毫针可长时间留针于病人身上，以消除痛痹。病痛在体内深处的，可采用长针医治，去除内在邪气。患水肿病，关节间因积水而导致关节无法通利的，可采用针锋略圆的大针来针刺关节，以泻去关节间的积水。病痛固留于五脏的，也可采用锋针医治，在各经脉的井穴、荥穴等腧穴上施行泻法，同时依据腧穴与四时的关系灵活治疗。

【原文】

凡刺有九，以应九变，一曰输刺，输刺者，刺诸经荥输脏输也①。二曰远道刺，远道刺者，病在上，取之下，刺府输也②，三曰经刺，经刺者，刺大经之结络经分也③。四曰络刺，络刺者，刺小络之血脉也。五曰分刺，分刺者，刺分肉之间也④。六曰大泻刺，大泻刺者，刺大脓以铍针也。七曰毛刺⑤，毛刺者，刺浮痹于皮肤也。八曰巨刺⑥，巨刺者，左取右，右取左。九曰焠刺⑦，焠刺者，刺燔针则取痹也。

【注释】

①刺诸经荥输脏输也：《类经》十九卷第五注："诸经荥输，凡井荥经合之类皆输也。脏输，背间之脏腑输也。"

②远道刺者……，刺府输也：《类经》十九卷第五注："府输，谓足太阳膀胱经，足阳明胃经，足少阳胆经。十二经中，惟此三经最远，可以因下取上，故曰远道刺。"

③刺大经之结络经分也：张志聪："大经者，五脏六腑之大络也，邪客于皮毛，入客于孙络，留而不去，闭结不通，则留溢于大经之分而生奇病，故刺大经之结络以通之。"

④刺分肉之间也：《类经》十九卷第五注："刺分肉者，泄肌肉之邪也。"

⑤毛刺：张志聪："邪闭于皮毛之间，浮浅取之。所谓刺毫毛无伤皮，刺皮无伤肉也。"

⑥巨刺：王冰：

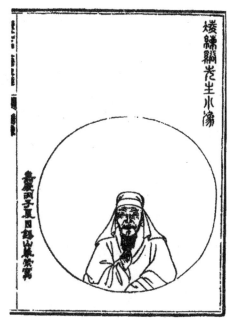

凌云像，选自《历代名人像选》

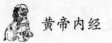

"巨刺者，刺经脉，脉左痛刺右，右痛刺左。"按："巨刺"即"矩刺"，"巨"、"矩"通用。《礼记》大学郑注："矩或为巨。"左取右，右取左，此其"矩"也。

⑦焠刺：即用火针刺治。王冰："焠针，火针也。"

【语译】

通常来说，针刺的方法有九种，分别对应九种不同的病症。方法一为输刺，输刺，即针刺十二经位于四肢的荥穴、输穴和背部位于足太阳膀胱经上的五脏腧穴；方法二为远道刺，远道刺，指病在人的上半身，却针刺离病痛处较远的下半身的腧穴，即足三阳经所属的下肢腧穴；方法三为经刺，经刺，即针刺病人经脉中经与络间纠结不顺之处；方法四为络刺，络刺，即针刺皮下浅处小络脉隶属的细小静脉，令其出血，以便泻除邪气；方法五为分刺，分刺，即针刺肌与肉的空隙，此法适用于邪气位于经脉分肉之间的情况；方法六为大泻刺，大泻刺，即用铍针切割排脓，此法适用于比较严重的化脓性痈疡；方法七为毛刺，毛刺是浅刺的一种，即针刺进皮肤却不进肉，此法适用于皮肤表层的痹症；方法八为巨刺，巨刺，即病痛在身体左侧却针刺身体右侧的腧穴，而病痛在身体右侧却针刺身体左侧的腧穴；方法九为焠刺，焠刺，即将针烧热后来医治寒痹症。

【原文】

凡刺有十二节，以应十二经。一曰偶刺①，偶刺者，以手直心若背②，直痛所，一刺前，一刺后，以治心痹③刺此者，傍针之也。二曰报刺④报刺者，刺痛无常处也，上下行者，直内无拔针，以左手随病所按之，乃出针复刺之也。三曰恢刺，恢刺者，直刺傍之，举之前后，恢筋急⑤，以治筋痹⑥也。四曰齐刺⑦，齐刺者，直入一，傍入二，以治寒气小深者。或曰三刺，三刺者，治痹气小深者也。五曰扬刺⑧，扬刺者，正内一，傍内四，而浮之，以治寒气之博大者也。六曰直针刺⑨，直针刺者，引皮乃刺之⑩，以治寒气之浅者也。七曰输刺⑪，输刺者，直入直出，稀发针而深之，以治气盛而热者也⑫。八曰短刺⑬，短刺者，刺骨痹⑭，稍摇而深之，致针骨所，以上下摩骨也。九曰浮刺，浮刺者，傍入而浮之，以治肌急而寒者也。十曰阴刺⑮，阴刺者，左右卒刺之，以治寒厥，中寒厥，足踝后少阴也⑯。十一曰傍针刺，傍针刺者，直刺傍刺各一，以治留痹久居者也⑰。十二曰赞刺⑱，赞刺者，直入直出，数发针而浅之出血，是谓治痈肿也。

【注释】

①偶刺：马莳曰："前后各用一针，有阴阳配合之义，故曰偶刺也。

②直心若背：直有当意，此言当胸与背。《礼记》丧

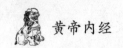
大记注："直君北。"释文："直，当也。"

③心痹：《素问》痹论："心痹者，脉不通，烦则心下鼓，暴上气而喘，嗌干善噫，厥气上则恐。"费伯雄《医醇賸义》卷四："此乃心经主病而兼肾病也。心营不足，故脉不通。心气不舒，故心下鼓。噫气上而喘，嗌干善噫，则支脉与直脉俱病也。厥气，乃肾之邪，水来克火，神衰而恐，恐属于肾，肾应于心，故为兼病也。"

④报刺：《广雅》释言："报，复也。"张介宾曰："报刺，重刺也。"

⑤恢刺者，直刺傍之，举之前后，恢筋急：恢，阔的意思，恢刺，指针刺的范围宽阔，不是仅仅针刺一点，而是直刺病所后，举针，再向前向后旁刺，起而复刺。所谓"恢筋急"，是宽缓筋脉之急。《类经》十九卷第五注："筋急者，不刺筋而刺其傍，数举其针，或前或后，以恢其气，则筋痹可舒也。"

⑥筋痹：病名。《素问》长刺节论："病在筋，筋挛节痛，不可以行，名曰筋痹。"

⑦齐刺：《类经》十九卷第五注："齐者，三针齐用也。故又曰三刺。"

⑧扬刺：张志聪："扬刺者，从中而发扬于四傍也。"

⑨直针刺：《类经》十九卷第五注："直者，直入无避也。"

938

⑩引皮乃刺之：引，牵拉之意，此言拉起皮肤浅刺。《类经》十九卷第五注："引起其皮而刺之，则所用不深。"

⑪输刺：《类经》十九卷第五注："输，委输也，言能输泻其邪，非上文荥翁之谓。"

⑫直入直出……以治气盛而热者也：《类经》十九卷第五注："直入直出，用其锐也；稀发针，留之久也，久而且深，故可以去盛热之气。"

⑬短刺：渐渐刺入的意思。《类经》十九卷第五注："短者，入之渐也。"又，张志聪曰："短刺者，用短针深入而至骨。"这里从前义。

⑭骨痹：病名。《素问》长刺节论："骨重不可举，骨髓痠痛，寒气至，名曰骨痹。"

⑮阴刺：《素问》长刺节论王冰注："阴刺，谓卒刺之。"

⑯以治寒厥，中寒厥，足踝后少阴也：丹波元简曰："上文言十二刺，应十二经，然特举足踝后少阴，不及他经，其义今无可考。"

⑰以治留痹久居者也：《类经》十九卷第五注："正者刺其经，旁者刺其络，故可以刺久居之留痹。"

⑱赞刺：《类经》十九卷第五注："赞，助也，数发针而浅之，以后助前，故可使之出血而治痈肿。"又，孙

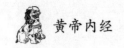

鼎宜曰："'赞'读曰'钻'，直入直出犹穿物然，故曰钻刺。"暂从前义。

【语译】

还有十二种针刺之法，分别用来医治十二经的不同疾病。方法一为偶刺。偶刺，即将手对准胸口和后背，当痛之所在，一针刺前胸，一针刺后背。此法用来治疗因心气闭塞而导致心胸疼痛的心痹的心痹症。实施此法时，切记将针斜刺入人体。以免损伤内脏。方法二为报刺。报刺，用来医治痛无定所、痛势时上时下的疾病。针刺时，在痛处用右手将针直刺体入内，不立刻拔针，用左手沿着疼痛处循按，按压到新的痛处后再拔针，然后将针刺入新的痛处。方法三为恢刺。恢刺，即将针直刺入筋旁，然后前后左后地提插捻转针具，使针孔变大，令筋急之症得以舒缓。此法适用于医治因筋脉拘挛而导致疼痛的筋痹病。方法四为齐刺。齐刺，即将针直刺入病变处的正中，而后在此针的左右再各刺一针。此法用于医治寒气滞留范围小部位深的痹症。因为此法三针并用，所以也被称为三刺。三刺主要用于治疗那些寒气范围小但居人体内部较深的疾病。方法五为扬刺。扬刺，即先将一针刺入病变正中，另外再刺四针于四周，五针都用浅刺。此法用于医治寒气滞留范围广但居人体浅处的疾病。方法六为直针刺。直针刺，即针刺时提起穴位处的皮肤，将针刺入皮肤，但不刺进肌肉。此法用于医治寒气滞留部位较浅的疾病。方法七为输刺。输刺，在实施时，进针和出针的动作都必须迅速，且还应当直入直出。虽然它取用的穴位很少但刺入却很深。此法用于医治气盛而发热的疾病，主要功能是退热。方法八为短刺。短刺，主要用于治疗骨节浮肿，无法行动，身体局部发寒的骨痹病。施针时，要缓慢地将针刺入人体，进针后需微微摇动针具，然后再进一步深刺，等针尖到达了骨头附近，要提插针具，使针尖得以骨头发生摩擦。方法九为浮刺。浮刺，即将针斜刺入人体病痛之处的旁边，只浅刺人的肌表。此法用于医治肌肉挛急且病性属寒的病症。方法十为阴刺。阴刺，即左右都刺。此法用于医治阴寒内盛的寒厥症。因为寒厥症和足少阴肾经有关，所以医治患寒厥症之人，必须针刺其足内踝后方之肾经的原穴太溪穴，且穴位左右都需要针刺。方法十一为傍针刺。傍针刺，即在病痛处直刺一针，另外位于其旁再刺一针。此法用于医治邪气久滞不去的留痹症。方法十二为赞刺。赞刺的进针和出针都很迅速，且直入直出。施用此针法时，需快速地在病痛处浅刺多针，令其出血以泻出淤血、消除痛肿。

【原文】

脉之所居深不见者，刺之微内针而久留之，以致其空脉气也①。脉浅者勿刺，按绝其脉乃刺之②。无令精出，

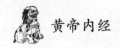

独出其邪气耳。所谓三刺则谷气出者③，先浅刺绝皮④，以出阳邪；再刺则阴邪出者⑤，少益深，绝皮致肌肉，未入分肉间⑥也；已入分肉之间，则谷气出。故《刺决》曰：始刺浅之，以逐邪气，而来血气⑦；后刺深之，以致阴气之邪；最后刺极深之，以下谷气⑧。此之谓也⑨。故用针者，不知年之所加⑩，气之盛衰，虚实之所起，不可以为工也。

【注释】

①刺之微内针而久留之，以致其空脉气也：《类经》十九卷第六注："深刺脉者，亦必微纳其针，盖恐太过，反伤正气。故但久留而引致之，使其空中之脉气上行也。"

②脉浅者勿刺，按绝其脉乃刺之：《类经》十九卷第六注："脉浅者最易泄气，故必先按绝其脉而后入针。"

③所谓三刺则谷气出者：《类经》十九卷第六注："谷气，即正气，亦曰神气，出，至也，终始篇曰：所谓谷气者，已补而实，已泻而虚，故以知谷气至也。"据此，则谷气至，系指针下的补泻感觉。

④先浅刺绝皮：言浅刺穿过皮肤。"绝"与"过"义通。《吕氏春秋》异宝："丈人渡之绝江。"高注："绝，过也。"

⑤再刺则阴邪出者：《类经》十九卷第六注："绝皮及肌，邪气稍深，故曰阴邪。"

⑥分肉间：马莳："肌肉分肉之辨，肌肉在皮内肉上，而分肉则近于骨者也。分肉有二，各部在外之肉曰分肉，其在内近骨之肉与骨根分，亦曰分肉。"《类经》十九卷第六注："大肉深处，各有分理，是谓分肉间也。"从《类经》注。

⑦以逐邪气，而来血气：《太素》卷二十二三刺注："逐邪者，逐阳邪，来血气，引正气也。"

⑧以下谷气：《太素》卷二十二三刺注："下谷气，不下引之令下也。"

⑨始刺浅之……此之谓也：《类经》十九卷第六注："凡刺之浅深，其法有三，先刺绝皮，取卫中之阳邪也。再刺稍深，取营中之阴邪也，三刺再深，及于分肉之间，则谷气始下。"

⑩年之所加：指五运六气学说中的客气加临，每一年中，各有风、寒、暑、湿、燥、火六气的加临之期，是构成当年气候变化的重要因素之一。

【语译】

对于那些深居在人体内部不显露在外、人用肉眼无法看见的经脉，在针刺时，要轻微地进入其内，留针时间稍久，目的是为了让孔穴中的脉气上行，使人产生针感。而对于那些位于人体浅表、显露在外的经脉，则不能直接针刺它们，而应当先按绝其脉，避开血管，之后再针刺。这

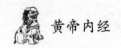

样做可避免经脉出血，也不会使精气外泄，只会将邪乞驱散。"三刺"是一种使谷气出而产生针感的针刺法。先将针浅刺进皮肤，泻出卫分的阳邪，之后将针刺入深处，令营分的阴邪得以泻出。而这深刺也仅是稍微深刺一点，比皮肤的浅层略深，此时针穿过皮肤，靠近肌肉，但还不到分肉之间。最后再将针刺入分肉之间，使谷气出，此时人就会产生酸胀的针感。因此古代医书《刺法》中说道："先浅刺皮肤，使人体浅表的邪气得以驱散，从而让人血气顺畅，之后再深刺一些，以泻去阴分的邪气，最后深深刺入，等针到达一定深度时，就能够通导谷气而使人产生针感。"这段话所说的正是"三刺"。可见，医生使用针法来医治病痛，如果他无法通晓一年中风、寒、湿、燥、火六气加临的时间，不能掌握每个节气中六气的盛衰虚实，以及其所引起的疾病情况，就不可能成为好医生。

【原文】

凡刺有五，以应五脏。一曰半刺①，半刺者，浅内而疾发针，无针伤肉，如拔毛状，以取皮气，此肺之应也。二曰豹文刺②，豹文刺者，左右前后针之，中脉为故，以取经络之血者，此心之应也。三曰关刺③，关刺者，直刺左右④，尽筋上⑤，以取筋痹，慎无出血，此肝之应也，或曰渊刺，一曰岂刺。四曰合谷刺⑥，合谷刺者，左右鸡足，针于分肉之间，以取肌痹⑦，此脾之应也。五曰输刺，

944

输刺者，直人直出，深内之至内，以取骨痹，此肾之应也。

【注释】

①半刺：《太素》卷二十二五刺注："凡刺不减一分，今言半刺，当是半分。"

②豹文刺：《太素》卷二十二五刺注："左右前后，针痏状若豹文，故曰豹文刺。"

③关刺：指刺四肢的关节部分。《类经》十九卷第六注："关，关节也。"

④左右：《类经》十九卷第六注："左右，四肢也。"

⑤尽筋上：《类经》十九卷第六注："尽筋，即关节之处也。"

⑥合谷刺：《太素》卷二十二五刺注："刺身，左右分肉之间，痏如鸡足之迹，以合为肉间之气，故曰合刺也。"按：此处所说的合刺，即合谷刺。

⑦以取肌痹：《太素》卷二十二五刺

【语译】

针刺的要点，官针，也就是公认的针具针法，是最美妙的。九种针具，各有适用的范围，各有自己的作用。长针、短针、大针、小针，各有其实行刺治的病症，不得其使用的方法，病是不会好转的。疾病部位浅而进针深，伤了里面的好肉，皮肤会形成痈块；疾病部位深而进针浅，

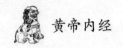

病气不能排泄，反而形成大脓胞。病小针大，气被泄得太多，必成祸害；病大针小，气得不到排泄，也会失败。失去了用针的正确方法，针用大了，会排泄过量；针用小了，病又不会好转。已经谈了用针错误的一面，请让我再谈谈用针的正确的方法。

病在皮肤，没有固定的部位，应在病变部位取用头大末锐、主泻阳气的镵针，但皮肤色白而不赤，是病痛已经转移，不能取穴针刺。病在分肉之间，应在病变部位，取用状如卵形的员针。病在经络的顽痹，取用三面有刃的锋针。病在经脉，血气虚弱，应当进补的，在井穴、荥穴取用锋如黍芒的锃针。病形成大脓泡，取用末如剑锋的铍针。患痹气暴发病的，取用状如牦牛毛的员利针。患痹气痛而不除的，取用尖如蚊喙的毫针。病在远处，即脏中远脾，取用锋利身薄的长针。患水肿病，关节不通的，取用针尖微圆的大针。病在五脏而固定不变的，取用锋针，按照四时的对应关系，在井穴、荥穴采用泻法。

全部针法有九类，以与九种病变相应。第一类叫输刺，所谓输刺，是刺各经荥穴、输穴等，以及背部的五脏输穴。第二类叫远道刺，所谓远道刺，就是病在身体的上部，取身体下部的穴位，刺府输，即足太阳膀胱经，足阳明胃经，足少阳胆经。第三类叫经刺，所谓经刺，就是刺大经的结络部分以通邪气。第四类叫络刺，所谓络刺，就是刺小络的血脉。第五类叫分刺，所谓分刺，就是刺分肉之间。第六类叫大泻刺，所谓大泻刺，就是用铍针刺大脓。第七类叫毛刺，所谓毛刺，就是刺皮肤表层的痹症。第八类叫巨刺，所谓巨刺即距刺，也就是左脉痛刺右脉，右脉痛刺左脉。第九类叫焠刺，所谓焠刺，就是用火针刺取痹症。

全部针法有十二

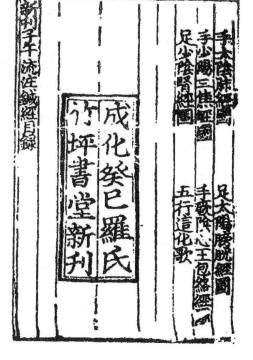

明朝成化九年刊本《针灸四书》书影
注："寒湿之气，客于肌中，名曰肌痹。"

节，以与十二经相应。第一类叫偶刺，所谓偶刺，就是对着痛处，前胸刺一针，后背刺一针，以治疗心痹。刺这种病，针尖要斜向一旁，以免刺伤内脏。第二类叫报刺，所谓报刺，就是刺疼痛无固定部位的病。疼痛从上面往下走的，一直进针不拔针，用左手随着疼痛的部位按摩，出针后再刺。第三类叫恢刺，所谓恢刺，就是正针病痛部位后

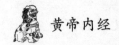

再刺旁边，出针后再向前刺、向后刺，宽缓筋脉之急，以治疗筋痹。第四类叫齐刺，所谓齐刺，就是正对痛处刺一针，又在旁边刺两针，以治疗寒气细小而深入的病。有人把这称作三刺，三刺治疗痹气细小而深入的病。第五类叫扬刺，所谓扬刺，就是正对病处刺一针，再在旁边刺四针，用浅针，以治疗寒气范围广大的病。第六类叫直针刺，所谓直针刺，就是引起皮肤即进针，以治疗寒气不深的病。第七类叫输刺，所谓输刺，就是直出直入，少进针，但要进得深，以治疗气盛而热的病。第八类叫短刺，所谓短刺，就是针刺骨髓酸痛的骨痹，稍稍摇动，使针深入，到达骨病处，一上一下触摩病骨。第九类叫浮刺，所谓浮刺，就是在疾病部位的旁边，斜针刺入并向上浮起，以治疗肌肉拘紧而气重的病。第十类叫阴刺，所谓阴刺，就是在疾病部位的左右两侧猝然进针，以治疗足逆冷的寒厥病，刺中寒厥，取足踝后的少阴穴。第十一类叫旁针刺，所谓旁针刺，就是正刺、旁刺各一，正刺其经，旁刺其络，以治疗久留不去的玩痹。第十二类叫赞刺，所谓赞刺，直出直入，多次进针但要刺得浅，针口见血，这是治疗痈肿病的方法。

脉所在的部位深而不易发现，刺时应轻进针而久留针，以导致空中的脉气。脉浅的不要径直针刺，应按断血脉之后才刺，不使精气泄出，只是泄出邪气而已。所谓三刺则谷气出，就是，先浅刺过皮，以除去阳邪；再刺，阴邪即被排出，因为阴邪的部位稍深，所以针刺过皮到达肌肉，但未到达接近骨头而与骨根分离的分肉；深刺进入分肉后，谷气即正气就来到了。所以《刺法》说：开始浅刺，以祛除邪气，而引来血气；随后深刺，以引来阴气之邪；最后刺得极深，以下谷气。《刺法》的这些话正是说的这个。所以说，用针的人，不知道年岁的加多，血气的盛衰，虚实的起因，是不能成为高明的医生的。

全部刺法有五类，以与五脏相应。第一类叫半刺，所谓半刺，就是浅进针而快出针，不要刺伤肌肉，如象拔毛的样子，以祛除表皮的邪气，肺主皮毛，所以这类针法与肺相应。第二类叫豹文刺，所谓豹文刺，就是在疾病部位的左右前后用针，以刺中脉气为正确，经络出血，心主血脉，所以这种针法与心相应。第三类叫关刺，所谓关刺，就是直刺四肢关节的上部，以治疗筋痹，千万不要出血，肝主筋，所以这种刺法与肝相应，有人称作"渊刺"，有人称作"岂刺"。第四类叫合谷刺，所谓合谷刺，就是针刺疾病部位的分肉之间，左右右刺一针，针口象鸡的足迹，以治疗肌痹，脾主肌肉，所以这种针法与脾相应。第五类叫输刺，所谓输刺，就是直出直入，进针深直至骨头。

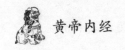

本神第八

【题解】

本篇论述了人之精、神、魂、魄、心、意、志、思、智、虑等精神活动的产生过程，以及养生与健康的关系。并具体指出了因七情耗伤。而使精神活动发生变动，所形成的不同病理征象，因为本篇着重强调了必须要在详细了解病人精神活动状况的基础上，才可以进行针刺这一治疗原则，所以篇名叫做"本神"。

【原文】

黄帝问于岐伯曰：凡刺之法，先必本于神。血、脉、营、气、精、神，此五藏之所藏也。至其淫离藏则精失，魂魄飞扬。志意恍乱，智虑去身者，何因而然乎？天之罪与？人之过乎？何谓德、气、生、精、神、魂、魄、心、意、志、思、智、虑？请问其故。岐伯答曰：天之在我者德也，地之在我者气也，德流气薄而生者也。故生之来谓之精；两精相搏谓之神；随神往来者谓之魂；并精而出入者谓之魄；所以任物者谓之心；心有所忆谓之意；意之所存谓之志；因志而存变谓之思；因思而远慕谓之虑；因虑而处物谓之智。故智者之养生也，必顺四时而适寒暑，和喜怒而安居处，节阴阳而调刚柔，如是则僻邪不至，长生久视。

是故怵惕思虑者则伤神，神伤则恐惧流淫而不止。因悲哀动中者，竭绝而失生。喜乐者，神惮散而不藏，愁忧者，气闭塞而不行。盛怒者，迷惑而不治。恐惧者，神荡惮而不收。

心怵惕思虑则伤神，神伤则恐惧自失，破䐃脱肉，毛悴色夭，死于冬。脾愁忧而不解则伤意，意伤则悗乱，四肢不举，毛悴色夭，死于春。肝悲哀动中则伤魂，魂伤则狂忘不精，不精则不正，当人阴缩而挛筋，两胁骨不举，毛悴色夭，死于秋。肺喜乐无极则伤魄，魄伤则狂，狂者意不存人，皮革焦，毛悴色夭，死于夏。肾盛怒而不止则伤志，志伤则喜忘其前言，腰脊不可以俯仰屈伸，毛悴色夭，死于季夏。恐惧而不解则伤精，精伤则骨酸痿厥。精时自下。是故五藏主藏精者也，不可伤，伤则失守而阴虚，阴虚则无气，无气则死矣。是故用针者，察观病人之态，以知精、神、魂、魄之存亡得失之意，五者以伤，针不可以治之也。

肝藏血，血舍魂，肝气虚则恐，实则怒。脾藏营，营舍意，脾气虚则四肢不用，五藏不安，实则腹胀经溲不利。心藏脉，脉舍神，心气虚则悲，实则笑不休。肺藏气，气舍魄，肺气虚则鼻塞不利，少气，实则喘喝胸盈仰息。肾藏精，精舍志，肾气虚则厥，实则胀，五藏不安。

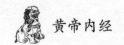

必审五藏之病形，以知其气之虚实，谨而调之也。

【语译】

黄帝问岐伯说：凡是使用针刺的治法，必须以神气作为根本。神气是血、脉、营、气、精的外在表现，而这五种物质又为五脏所藏。如果七情过度，任性放纵，则五脏的精气耗散，失守而不藏，以至魂魄飞荡飘扬，志意恍惚迷乱，智慧和思虑能力丧失，这是什么原因呢？是天赋的灾难，还是人为的过失？什么叫德、气、生、精、神、魂、魄、心、意、志、思、虑、智？请问其中的道理？岐伯回答说：天所赋予人的是德（如自然界的气候、日光、雨露等），地所赋予人的是气（如地面上的产物）。由于天德的下流，地气的上交，阴阳相因，升降自如，才能使万物化生，人也才能生存；产生人的生命的最初物质，叫做精；男女交媾，两精结合而形成的生命力，叫做神；随从神气往来精神活动，叫做魂；依靠精气出入而产生的器官功能活动，叫做魄；担当认识和处理事物的能力，叫做心；心有忆念但所向未定的，叫做意；主意已定，决然不变的叫做志；根据志向而反复思考的，叫做思；对思考内容作由近及远的分析，叫做虑；通过深思熟虑，毅然确定了处理方法，叫做智；聪明人保养身体的方法，是能适应四时气候的寒暑变化，不时的调整自己的情绪，过着安定而有规律的生活，通过以阴致刚，以阳起柔的方法，使阴阳有节，刚柔相济。如是则四时不正之气难以侵袭，自然就延长寿命而不易衰老了。

所以过分的恐惧、惊惕、思索、焦虑就会伤神，神被伤则时时表露恐惧的情绪。因悲哀太过而伤内脏的，能使正气耗竭以致绝灭而死亡。过于喜乐，神气就会消耗涣散而不能内藏。过于愁忧，会使气机闭塞而不通。过于恚怒，会使神志昏迷惶惑，心乱而不能自主。过于恐惧，神气就流荡损耗而散失不收。

心藏神，恐惧和思虑过度会损伤心神，神受伤则心怯恐惧，失去了主宰自身的能力，久而大肉瘦削，皮毛憔悴，气色枯夭，到了冬季会病情加重，甚至死亡。脾藏意，过分愁忧，经久不解会损伤脾意，意受伤则胸膈烦闷，四肢不能举动，皮毛憔悴，气色枯夭，到了春季会病情加重，甚至死亡。肝藏魂，过分悲哀会伤肝魂，魂受伤则发狂，妄动而不精明，不精明则行越常轨，或使人前阴萎缩，筋脉拘挛，两胁肋不能上举，皮毛憔悴，气色枯夭，到了秋季会病情加重，甚至死亡。肺藏魄，如喜乐过度，亦会伤魄，魄受伤则神乱而发狂，行为反常，毫不顾忌旁人，皮肤干枯憔悴，毛发零落，气色枯夭，到了夏季会病情加重，甚至死亡。肾藏志，若大怒不止则伤志，志受伤则记忆力减退，腰脊不能俯仰屈伸，皮毛憔悴，气色枯夭，到了季夏就会病情加重，甚至死亡。如果恐惧日久不解除，就会损伤精气，精气受伤则骨节酸软，痿弱无力，四肢发冷，精液时时外流。所以说，五脏是贮藏阴精的，不能损伤，如果损伤则所藏的精失于固守而表现为阴精不足，阴精不足则气无以化生，气无以化则绝，人无气则死。因此，用针治病，应当仔细观察病人的形态，以测知精、神、魂、魄、意、志的存亡得失情况，如果五脏精气已经耗伤，精神魂魄等活动不正常，就不能用针刺治疗了。

　　肝主藏血，魂寄附于血中，肝气虚怯就会产生恐惧的情绪；肝气盛实就容易发怒。脾主藏营，意念寄附于营中，脾气虚弱就会使手足不能随意运动，五脏不能安和；脾气壅实就会使腹部胀满，月经不调，大小便不利。心主藏脉，神寄附于脉中，心气虚弱会产生悲哀的情绪；心气亢盛会喜笑不止。肺主藏气，魄寄附于气中，肺气虚弱就会感觉鼻孔阻塞，呼吸不利，气短；肺气壅实就会呼吸急促，喝喝有声，胸膺盈满，仰面而喘。肾主藏精，志寄附于精中，肾气虚弱就会手足厥冷，肾气壅实会下焦发胀，并波及五脏

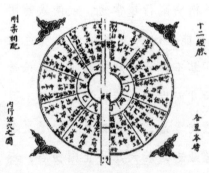

《子午流注针经》中的针法图，选自明抄本《普济方》

不得安和。所以在用针刺治病时，必须审察五脏疾病的表现，测候各脏的虚实，谨慎地加以调治。

终始第九

【题解】

本篇着重讨论了脉口人迎的平脉与病脉，然后论述了根据脉象盛衰而进行补泻的针刺之道，并说明要根据病邪高下与四时寒温，决定针刺深浅，最后强调了针刺的十二禁。

【原文】

凡刺之道，毕于始终，明知终始①，五脏为纪，阴阳定矣。阴者主脏，阳者主腑，阳受气于四末，阴受气于五脏②。故泻者迎之，补者随之，知迎知随，气可令和。和气之方，必通阴阳，五脏为阴，六腑为阳。传之后世，以血为盟③，敬之者昌，慢之者亡，无道行私，必得夭殃。

【注释】

①明知终始：《类经》十九卷第十六注："终始，本篇名，即本末之谓。"孙鼎宜："'终始'，古经篇名。亡。"又谓："明知终始，则为经脉之起止也，既载于终始篇中，故必明知，以便补泻也。"

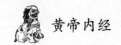

②阳受气于四末，阴受气于五脏：《类经》二十卷第二十八注："阳主外，故受气于四末，阴主内，故受气于五脏，四末，手足末也。"

③以血为盟：就是歃（shà）血为盟。歃血，是古人盟誓时一种极其郑重的仪式，仪式进行中，盟誓者在嘴唇上涂抹牲畜的血，以此表示决不背信弃约。

【语译】

凡要明了有关针刺的原理，必须详细地弄清终始篇的内容与涵义。若想明确终始的意义，必以五脏为纲纪，然后才能确定阴阳各经的关系。手足三阴经主于五脏，手足三阳经主于六腑，阳主外，受气于四末，阴主内，受气于五脏。所以在用泻法时，要迎而夺之，即逆着脉气的来路转针，补法是随而济之，即顺着脉气的去路转针，掌握迎随补泻的方法，可使阴阳之气调和。但调和血气，必须通晓阴阳的规律，五脏为阴，六腑为阳，同时要将这种理论传之后代，后学的人，必须严肃认真地进行钻研，传授时歃血为盟，立志郑重对待，决不背弃，只有这样才能发扬光大，如果不加重视，掉以轻心，这种理论就会散失、消亡，如果不按照这些理论的要求去做，而是自以为是，那就要造成夭殃之祸，带来灾难性的后果。

【原文】

谨奉天道，请言终始。终始者，经脉为纪①。持其脉口人迎，以知阴阳有余不足，平与不平，天道毕矣②。所谓平人者不病，不病者，脉口人迎应四时也，上下相应而俱往来也，六经之脉不结动也，本末之寒温相守司也③，形肉血气必相称也，是谓平人。

【注释】

①终始者，经脉为纪：《类经》二十卷第二十八注："天道阴阳，有十二辰次为之纪；人身血气，有十二经脉为之纪，循环无端，终而复始，故曰终始。"

②天道毕矣：《类经》二十卷第二十八注："脉口在手，太阴脉也，可候五脏之阴。人迎在颈，阳明脉也，可候六腑之阳。人之血气经脉，所以应天地阴阳之盛衰者，毕露于此，故曰天道毕矣。"

③本末之寒温相守司也：相守司，可作相互协调解。《类经》二十卷第二十八注："脏气为本，肌体为末，表里寒温，司守不致相失。"

【语译】

研究各种事物的起止本末，都必须谨守自然界的演变规律。根据这一规律，谈谈终始的意义。所谓终始。在人体是以十二经脉为纲纪，说明气血沿经脉循行不已，如环无端，终而复始。脉口是太阴经所过，人迎为阳明经所循，肺朝百脉，胃为水谷之海，故诊察脉口、人迎两处之脉，可测知五脏之阴、六腑之阳的虚实、盛衰，从而了解

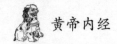

人体阴阳是否保持平衡，这样也就掌握自然规律了。所谓平人，就是没有病的正常人。无病之人脉口、人迎两处的脉搏，都与四时的阴阳盛衰相适应，脉气上下相应，往来不息，手足六经之脉既无结涩不足，也无动疾有余的病态征象。内在脏气的本与外在肢体的末，在四时寒温变化的情况下，都能保持各自的功能，形肉与气血协调一致，这就是无病的正常人。

【原文】

少气者，脉口、人迎俱少，而不称尺寸也。如是者，则阴阳俱不足，补阳则阴竭，泻阴则阳脱①。如是者，可将以甘药，不愈，可饮以至剂。如此者弗灸，不已，因而泻之，则五脏气坏矣。

【注释】

①补阳则阴竭，泻阴则阳脱：《太素》卷十四人迎脉口诊杨注："夫阳实阴虚，可泻阳补阴；阴实阳虚，可泻阴补阳。今阴阳俱虚，补阳，其阴益以竭，泻阴之虚，阳无所依，故阳脱。"

【语译】

气虚的病人，脉口、人迎脉都虚弱乏力，与两手的寸、尺脉不相称。这样的病，是阴阳都不足的现象，阴阳两虚的患者，若补其阳，则阴气衰竭，若泻其阴，则阳气亦脱。这种证候，只能用甘药调补，若不愈，可饮用对此病更善的药剂，病可渐愈。但切勿用艾灸去耗竭真阴，更不能因疗效不速，任意改用泻法。若用泻法，则五藏精气都会受到损坏。

【原文】

人迎一盛①，病在足少阳，一盛而躁②，病在手少阳③；人迎二盛，病在足太阳，二盛而躁，病在手太阳；人迎三盛，病在足阳明，三盛而躁，病在手阳明；人迎四盛，且大且数，名曰溢阳，益阳为外格④。

【注释】

①人迎一盛：王冰："一盛者，谓人迎之脉大于寸口一倍也。"

②一盛而躁：是指人迎脉比寸口脉大一倍，又兼有躁动之象。

③病在手少阳：《类经》二十卷第二十八注："人迎，足阳明脉也。阳明主表，而行气于三阳，故人迎一盛，病在足经之少阳。若大一倍而加以躁动，则为阳中之阳，而上在手经之少阳矣。凡二盛三盛，病皆在足，而躁则皆在手也，下仿此。"

④溢阳为外格：《太素》卷十四人迎脉口诊注："人迎盛至四倍，大而动数，阳气盈溢在外，格拒阴气，不得出外，故曰外格也。"

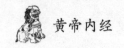

【语译】

人迎脉大于寸口一倍的，病在足少阳经，若大一倍而兼有躁动的，病在手少阳经；人迎脉大于寸口两倍的，病在足太阳经，若大两倍而兼有躁动的，病在手太阳经；人迎脉大于寸口三倍的，病在足阳明经，若大三倍而兼有躁动的，病在手阳明经；人迎脉大于寸口四倍且大而数的，是六阳偏盛之极，盈溢于腑，叫做溢阳，由于阳气盛极，格拒阴气不得出外，阴阳不能相交，所以称为"外格"。

【原文】

脉口一盛，病在足厥阴，一盛而躁，在手心主①。脉口二盛，病在足少阴，二盛而躁，在手少阴。脉口三盛，病在足太阴，三盛而躁，在手太阴。脉口四盛，且大且数者，名曰溢阴，溢阴为内关，内关不通死不治②。人迎与太阴脉口俱盛四倍以上③，命曰关格，关格者与之短期④。

【注释】

①在手心注：《类经》二十卷第二十八注："脉口，手太阴脉也。太阴主里，而行气于三阴。故脉口一盛，病在足经之厥阴。若加以躁，则为阴中之阳，而上在手厥阴心主矣。凡二盛三盛皆在足，而躁则皆在手也。"

⑦内关不通死不治：《太素》卷十四人迎脉口诊注："阴气四盛于阳，脉口大而且数。阴气盈溢在内，关闭，

阳气不得复入，名曰内关，不可疗也。"

③俱盛四倍以上：王冰："俱盛，谓俱大于平常之脉四倍也。"

④关格者与之短期：关格，指阴阳不交，相互格拒。与，有"谓"字之义，与之，犹言谓之。短期，言死期将近。关格者与之短期，就是阴阳俱盛，相互隔绝不通，谓之死期不远了。《类经》二十卷第二十八注："人迎主阳，脉口主阴，若俱盛至四倍以上，则各盛其盛，阴阳不交，故曰关格，可与言死期也。"

【语译】

寸口的脉象比人迎大一倍的，病在足厥阴经，若大一倍而兼躁动的，病在手厥阴经；寸口的脉象比人迎大两倍的，病在足少阴经，若大两倍而兼躁动的，病在手少阴经；寸口的脉象比人迎大三倍的，病在足太阴经，若大三倍而兼躁动的，病在手太阴经；寸口的脉象比人迎大四倍，而且又大又数，这是六阴盛极，盈溢于五脏，名叫溢阴。所谓溢阴，就是阴气盈溢于内，不与阳气相交，所以称为内关，内关是阴阳表里相互隔绝的死证。如果人迎与寸口脉都比平时大四倍以上的，这是阴阳俱盛，互相格拒，名为关格，由于阴阳不通，很快就会死亡。

【原文】

人迎一盛，泻足少阳而补足厥阴①，二泻一补②，日

961

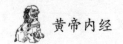

一取之，必切而验之，躁取之上③，气和乃止④。人迎二盛，泻足太阳而补足少阴，二泻一补，二日一取之，必切而验之，躁取之上，气和乃止。人迎三盛，泻足阳明而补足太阴，二泻一补，日二取之，必切而验之，躁取之上，气和乃止。

【注释】

①人迎一盛，泻足少阳而补足厥阴：《太素》卷十四人迎脉口诊注："人迎一倍大于脉口，即知少阳一倍大于厥阴，故泻足少阳，补足厥阴，余皆准此也。"《类经》二十卷第二十八注："人迎主腑，故其一盛病在胆经，肝胆相为表里，阳实而阴虚，故当泻足少阳之腑，补足厥阴之脏也。"二注之义互相补充，可并参。

②二泻一补：《太素》卷十四人迎脉口诊注："其补泻法：阳盛阴虚，二泻于阳，一补于阴；阴盛阳虚，一泻于阴，二补于阳。然而阳盛得二泻，阳虚得二补，阴盛得一泻，阴虚得一补，疗阳得多，疗阴得少，何也？阴气迟缓，故补泻在渐；阳气疾急，故补泻在顿，倍于疗阳（疑应作阴）也。余放此。"

③躁取之上：《太素》卷十四人迎脉口诊注："人迎躁而上行，皆在手脉，故曰取上。取者，取于此经所发穴也。"

④气和乃止：此指人迎、脉口之脉气得到调和，针刺

方能停止。

【语译】

人迎脉比寸口脉大一倍的，病在足少阳胆经，肝与胆相表里，阳盛则阴虚，当泻足少阳经而补足厥阴经，用两泻一补法，每天针一次，在施针的同时，必须诊察人迎、脉口两处的脉象，如果显现躁动不安的，可取刺手少阳经及与其相表里的手厥阴经，待脉气和调，针刺方能停止。人迎脉比寸口脉大二倍的，病在足太阳膀胱经，膀胱与肾相表里，阳盛则阴虚，当泻足太阳经而补足少阴经，用二泻一补法，两天针一次，在施针的同时，必须诊察人迎、脉口两处的脉象，如果显现躁动不安，可取刺手太阳经及与其相表里的手少阴经，待脉气和调，针刺方能停止。人迎脉比寸口脉大三倍的，病在足阳明胃经，胃与脾相表里，阳盛则阴虚，当泻足阳明经而补足太阴经，用二泻一补法，每日针二次，在施针的同时，必须诊察人迎、脉口两处的脉象，如果显现躁动不安的，可取刺手阳明经及与其相表里的手太阴经，待脉气和调，针刺方能停止。

【原文】

脉口一盛，泻足厥阴而补足少阳，二补一泻，日一取之，必切而验之，躁取之上，气和乃止。脉口二盛，泻足少阴而补足太阳，二补一泻，二日一取之，必切而验之，躁取之上，气和乃止。脉口三盛，泻足太阴而补足阳明，二补一泻，日二取之，必切而验之，躁而取之上，气和乃止。所以日二取之者，太阴主胃①，大富于谷气，故可日二取之也。人迎与脉口俱盛三倍以上，命曰阴阳俱溢，如是者不开，则血脉闭塞，气无所行，流淫于中，五脏内伤。如此者，因而灸之，则变易而为他病矣②。

【注释】

①太阴主胃：《素问》太阴阳明论："脾脏者，常著胃土之精也。"王冰注："脾脏为阴，胃腑为阳。"脾胃相表里，足太阴脾为里，故主胃。

②如此者，因而灸之，则变易而为他病矣：《类经》二十卷第二十八注："俱盛三倍以上，即四盛也。阴阳俱溢，即溢阴溢阳也。不开，即外关内格也。如此者气血闭塞无所行，五藏真阴伤于内，刺之已不可，灸之则愈亡其阴而变生他病，必至不能治也。"

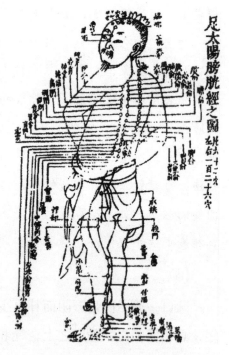

明刊本《铜人输穴针灸图经》中的足太阳膀胱经之图

【语译】

　　寸口主阴，主五

脏，寸口脉象比人迎大一倍的，病在足厥阴肝经，肝与胆
相表里，阴盛则阳虚，当泻足厥阴而补足少阳，用二补一
泻法，每日针一次，在施针的同时，必须诊察人迎脉口二
处脉象，如果显现躁动不安的，可取刺手厥阴经及与其相
表里的手少阳经，待脉气和调，针刺方能停止。寸口脉比
人迎大两倍的，病在足少阴肾经，肾与膀胱为表里，阴盛
则阳虚，当泻足少阴而补足太阳，用两补一泻法，两日针
一次，在施针的同时，必须诊察人迎、脉口二处脉象，如
果显现躁动不安的，可取刺手少阴经及与其相表里的手太
阳经，待脉气和调，针刺方能停止。寸口脉象比人迎大三
倍的，病在足太阴脾经，脾与胃相表里，阴盛则阳虚，当
泻足太阴而补足阳明，用二补一泻法，每日要针治两次，
在施针的同时，必须诊察人迎、脉口二处脉象，如果显现
躁动不安的，可取刺手太阴经及与其相表里的手阳明经，
待脉气调和，针刺方能停止。为什么每天针两次呢？因为
太阴主胃，胃为水谷之海，谷气充盛，多气多血，故可日
刺二次。人迎与寸口脉象都比平时大三倍以上的，这是阴
阳极盛的表现，叫做阴阳俱溢，这样的病变，是由于外关
内格致血脉闭塞，气不得通，流溢于里，内伤五脏所致。
此病如用灸法治疗，必致愈亡其阴而变生他病。

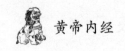

【原文】

凡刺之道，气调而止①，补阴泻阳②，音气益彰，耳目聪明③，反此者血气不行。所谓气至而有效者。泻则益虚，虚者脉大如其故而不坚也，坚如其故者，适虽言快，病未去也。补则益实，实者脉大如其故而益坚也④，夫如其故而不坚者，适虽言快，病未去也。故补则实，泻则虚，痛虽不随针减，病必衰去。必先通十二经脉之所生病，而后可得传于终始矣。故阴阳不相移，虚实不相倾，取之其经。

【注释】

①凡刺之道，气调而止：大凡针刺的原理，在于阴阳之气达到和调，而后止针。

②补阴泻阳：张志聪："补阴者，补五脏之衰阴；泻阳者，导六气之外出"。即补五脏之正气而泻六淫之邪气。

③音气益彰，耳目聪明：指阴阳之气调和的人，音声清朗，元气充盛，七窍通利，耳聪目明。"彰"，有"盛"义。

④实者脉大如其故而益坚也：大则病进，此实大之脉，施补法益实，故脉象益坚实有力。

【语译】

大凡针刺的原理，都是以达到调和阴阳之气为目的。

所谓补阴泻阳，就是补五脏不足的正气而排除入侵的邪气，这样，就会阴阳调和、正气充盛、音声清朗、耳聪目明。如果法相反，泻正气于外，补邪气于内，可致血气不畅通。治实证用了泻法，证候能逐渐由实转虚，这种虚证的脉象，虽与原来同样大小，但变得虚软不坚，这是治病获效的标志；如果已经泻实，脉象仍坚大如故，患者虽自述有些轻快，但疾病并未去除。治虚证用了补法，证候会逐渐由虚转实，这种实证的脉象，虽与原来同样大小，但较前坚实有力；若经针刺，脉象仍似以前那样大，却软而不坚，则患者虽然感觉有些轻快，而疾病并未去除。要能够准确地运用补虚泻实的方法，即补则使正气充实，泻则使邪气衰退，病痛虽不能随着出针立即获愈，而疾病必然衰减下去。如想取得针刺治病的满意效果，必须首先精通有关十二经脉的理论及其发病的机理，然后才能得到终始篇的深义。总之，经脉是人体气血运行的通路，阴经、阳经各有其固定的循行部位，与脏腑也有其确定不移的配属关系；补虚泻实的治疗大法，也不能相互颠倒。同时，还应注意按经取穴来治疗本经的病变。

【原文】

凡刺之属，三刺①至谷气，邪僻妄合，阴阳易居，逆顺相反，沉浮异处，四时不得，稽留淫泆②，须针而去，故一刺则阳邪出，再刺则阴邪出，三刺则谷气至，谷气至

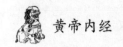

而止③。所谓谷气至者，已补而实，已泻而虚，故以知谷气至也。邪气独去者，阴与阳未能调，而病知愈也。故曰补则实，泻则虚，痛虽不随针减，病必衰去矣。

【注释】

①三刺：指针刺皮肤、肌肉、分肉三种深浅不同的刺法。

②邪僻妄合……稽留淫泆：《类经》十九卷第十六注："邪僻妄合等六句，详言病变也。"

③故一刺则阳邪出……谷气至而止：《类经》十九卷第十六注："初刺之，在于浅近，故可出阳分之邪。再刺之，在于深远，故可出阴分之邪。三刺之，在候谷气。谷气者，元气也。止，出针也。"

【语译】

凡属于适用针刺的病，须用由浅至深的刺皮、肉、分肉等三刺法，针刺时，待针下有谷气至的得气感觉，才能获得好的疗效。由于邪气侵入经脉妄与正气相混合，扰乱了阴阳之气所处的位置，使气血运行的顺逆方向变为相反，脉的沉浮部位也相互异处，脉象与四时气候的改变不相适应，邪气滞留体内淫溢流散，以上这六种病证，都可用针刺得到治疗。在针刺治疗时，初刺是刺皮肤，表浅的阳邪可以引出；再刺是刺到较深层肌肉，引阴分之邪外出；三刺是刺入分肉之间，候至针下有得气感觉，是谷气来到的表现，即可出针。所谓"谷气至"的意思，是指上述的病，用了补法，正气已充实，脉象也有力，若用了泻法，邪气被排除，脉象会转为缓和。从这些征象，就知道谷气已至了。经过针刺治疗，将病邪排除，人体的阴阳气血虽不能立即得到和调、恢复常态，但可知病将痊愈，所以，准确地运用补法，正气可得到充实；准确地运用泻法，邪气能够衰减，病痛虽不能随着出针而马上获愈，但病势必然可以减轻。

【原文】

阴盛而阳虚，先补其阳，后泻其阴而和之。阴虚而阳盛，先补其阴，后泻其阳而和之①。

【注释】

①阴盛而阳虚……后泻其阳而和之：《类经》十九卷第八注："此以脉口、人迎言阴阳也。脉口盛者，阴经盛而阳经虚也，当先补其阳，后泻其阴而和之。人迎盛者，阳经盛而阴经虚也，当先补其阴，后泻其阳而和之。何也？以治病者皆宜先顾正气，后治邪气。盖攻实无难，伐虚当畏，于此节之义可见，用针用药，其道皆然。"

【语译】

仅就人迎、寸口二部位的脉象虚实盛衰而言，当寸口脉大于人迎脉时，反映出人体阴经的邪气盛而阳经正气虚，治疗时，当先补阳经的正气，后泻阴经的邪气，从而使阴盛阳虚的病变得到调和。若人迎脉大于寸口脉时，反映出人体阴经的正气虚而阳经的邪气盛，治疗时，当先补阴经的正气，后泻阳经的邪气，从而使阳盛而阴虚的病变得到调和。

【原文】

三脉①动于足大指之间②，必审其实虚。虚而泻之，是谓重虚，重虚病益甚③。凡刺此者，以指按之，脉动而实且疾④者疾泻之，虚而徐者则补之，反此者病益甚。其动也，阳明在上，厥阴在中，少阴在下⑤。

【注释】

①三脉：此指足经的阳明、厥阴、少阴三条经脉。

②动于足大指之间：马莳："阳明动于大指次指之间，凡厉兑、陷谷、冲阳、解谿皆在足跗上也。厥阴动于大指

犬肉内炙一日，仍用尤屑打磨令端直，松子油盏之常近人氣爲妙。

金鍼式

金鍼柄以紫檀花梨木或犀角爲之，長二寸八九分，如弓弦粗，兩頭鑽眼深三四分，用上簪赤金子抽粗絲長一寸，用乾麩調盤漆嵌入柄眼內外餘六

明代傅仁宇《宇视瑶函》中的眼斜金针图

次指之间，正以大敦、行间、太冲、中封在足跗内也。少阴则动于足心，其穴涌泉乃足跗之下也。"

③重虚病益甚：《太素》卷二十二三刺注："必审大指间三脉虚实，以手按之，先补虚者，后泻实者。若不知三脉有实，泻其虚者，是谓重虚，重虚病益甚也。"

④疾：急速的意思。

⑤阳明在上，厥阴在中，少阴在下：楼贡："阳明在上，冲阳脉也；厥阴在中，太冲脉也；少阴在下，太谿脉也。"

【语译】

足经的阳明、厥阴和少阴三条经脉，都搏动于足大趾、次趾间。针刺时，必须先审察清楚这三经是虚是实，以确定补泻手法。如果虚证误用了泻法，正气更虚，这叫做重虚，重虚的不良后果是病情更加严重。凡是刺治这些病症，可以用手指切按其动脉，脉的搏动坚实而急速的，属实证，应快速泻其实邪。如果脉的搏动是虚弱而缓慢的，属虚证，应补其正气，若用了与此相反的针法，病情会日益加重。三动脉所在的部位，足阳明经在足背上，足厥阴经在足跗内，足少阴经脉在足心。

【原文】

膺腧①中膺，背腧②中背，肩髆虚者，取之上③。重舌④，刺舌柱⑤以铍针也。手屈而不伸者，其病在筋。伸

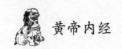

而不屈者，其病在骨，在骨守骨，在筋守筋。

【注释】

①膺腧：指胸部两旁的穴位，如中府、云门、天池等穴。

②背腧：指分布于背部的一些穴位，如肩腧、天宗、曲垣等。

③取之上：《太素》卷二十二三刺注："补肩髃、肩井等穴，曰取之上也。"

④重舌：舌下生一肿物，状如小舌，故名重舌。

⑤舌柱：《类经》二十一卷第四十四注："舌柱，即舌下之筋如柱也。"

【语译】

经脉有阴经、阳经之分。膺腧是胸部两旁的穴位，属阴经，故治阴经的病，应刺中膺部穴位。背腧是在背部的一些穴位，属阳经，故治阳经的病，应刺中背部穴位。肩髃部出现痠麻木胀等属虚的病证时，可取刺与该部有经脉相通的腧穴，如肩颐，肩井等穴，并施以补法。治重舌病，用铍针刺舌下之筋，排出恶血。若手只能弯曲而不能伸的，是筋病，只能伸而不能弯曲的，是骨病，病在骨的当治骨，病在筋的当治筋。

【原文】

补须一方①实，深取之，稀按其痏②，以极出其邪气。

一方虚，浅刺之，以养其脉，疾按其痏无使邪气得入。邪气来也紧而疾，谷气来也徐而和。脉实者，深刺之，以泄其气；脉虚者，浅刺之，使精气无得出，以养其脉，独出其邪气。刺诸痛者，其脉皆实。

【注释】

①方：正当，正在。

②稀按其痏：《太素》卷二十二三刺注："希，迟也。按其痏者，迟按针伤之处，使气泄也。"按："稀"与"希"古通，见《文选》鲍明远咏史诗李善注。

【语译】

针刺时施用补泻手法，必须依照脉的虚实来确定，脉象正当坚实有力时，针刺宜深，出针后不立即按其针孔，使邪气尽量排除。当脉象软弱乏力时，针刺宜浅，为了养护脉气，同时应当疾速按其针孔，以防外邪侵入。针刺时，若邪气袭来，针下有坚紧而疾速的感觉；如果谷气到来，针下感觉徐缓而柔和。脉实的，属邪气壅实，当深刺，以外泄其邪；脉虚的，属正气不足，当浅刺，保护精气不外泄，以养其脉气，仅将邪气排除。凡是针刺各种疼痛的病证，多用泻法，因为它们的脉象多表现坚实有力。

【原文】

从腰以上者，手太阴阳明皆主之；从腰以下者，足太阴阳明皆主之①。病在上者下取之，病在下者高取之②，病在头者取之足，病在腰者取之腘③。病生于头者头重，生于手者臂重，生于足者足重。治病者，先刺其病所从生者也。④。

【注释】

①从腰以上者……足太阴阳明皆主之：《类经》二十二卷第五十三注："此近取之法也。腰以上者，天之气也，故当取肺与大肠二经，盖肺经自胸行手，大肠经自手上头也。腰以下者，地之气也，故当取脾胃二经，盖脾经自足入腹，胃经自头下足也。"

②病在上者下取之，病在下者高取之：《太素》卷二十三刺注："手太阴下接手阳明，手阳明下接足阳明，足阳明下接足太阴，以其上下相接，故手太阴、阳明有病，宜疗足太阴、阳明，故曰下取之。足太阴、阳明有病，宜疗手太阴、阳明，故曰高取之也。"

③病在头者取之足，病在腰者取之腘：《类经》二十二卷第五十三注："此远取之法也。有病在上而脉通于下者，当取于下。病在下而脉通于上者，当取于上。故在头者取之足，在腰者取之腘。"

④治病者，先刺其病所从生者也：《类经》二十二卷第五十三注："先刺所从生，必求其本也。"

【语译】

手太阴经从胸走手，手阳明经自手上头，故腰以上患病，可取刺此二经；足太阴经由足到胸，足阳明经从头至足，故腰以下患病，可取刺此二经。这是循经近取之法。由于经脉贯穿全身上下，彼此相通，所以病在上半身的，可以取刺下部的穴位，病在下半身的，可以取刺上部的穴位，病在头部的，可以取刺足部的穴位，病在腰部的，可以取刺腘部的穴位，这是循经远取之法。病生于头部的，头必重，病在手部的，手臂必重，病在足部的，足部必重。治疗这些病证时，先要找出疾病最初发生的部位，然后针刺，这是治病必求于本的原则。

【原文】

春气在毫毛，夏气在皮肤，秋气在分肉，冬气在筋骨①，刺此病者各以其时为齐②。故刺肥人者，以秋冬之齐；刺瘦人者，以春夏之齐。病痛者阴也，痛而以手按之不得者阴也，深刺之；痒者阳也，浅刺之。病在上者阳也，病在下者阴也。

【注释】

①春气在毫毛……冬气在筋骨：《类经》二十卷第十八注："此言病气之中人，随时气而为深浅也。"

②刺此病者各以其时为齐：《类经》二十卷第十八注：

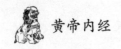

"齐，剂同，药曰药剂，针曰砭剂也。春夏阳气在上，故取毫毛皮肤，则浅其针；秋冬阳气在下，故取分肉筋骨，则深其针，是以时为齐也。"按：齐，在此有调剂的意思。

【语译】

邪气伤人，往往随时气的不同而有深浅的差别。春秋阳气升发，春天病邪伤人，多在表浅的皮毛；夏天病邪伤人，在浅层的皮肤。秋冬阳气收藏，秋天病邪伤人，在较深层的分肉之间；冬天病伤人，在最深层的筋骨。所以治疗以上这些与时令有密切关系的病证，针刺的深浅，应根据季节的变化有所不同。针刺治病，就时令而言，应有上述区别，但在同一季节，因病人体质不同，也要因人而异，如体肥肉厚的胖人患病，都应采取平时秋冬所用的深刺法；而皮薄肉少的瘦人患病，都应采取平时春夏所用的浅刺法。患有疼痛的人，多因寒邪凝滞，属阴证，疼痛部位较深，用手按压不到痛处的也是阴证，施治时宜深刺；病人身痒，是病邪在皮肤，施治时宜浅刺。病在上部的属阳，病在下部的属阴。

【原文】

病先起于阴者，先治其阴而后治其阳；病先起于阳者，先治其阳而后治其阴①。刺热厥②者，留针反为寒；刺寒厥③者，留针反为热。刺热厥者，二阴一阳；刺寒厥者，二阳一阴。所谓二阴者，二刺阴也；一阳者，一刺阳也。久病者，邪气入深。刺此病者，深内而久留之，间日而复刺之，必先调其左右，去其血脉，刺道毕矣④。

【注释】

①先治其阳而后治其阴：《类经》二十二卷第五十三注："此以经络部位言阴阳也。病之在阴在阳，起有先后。先者病为本，后者病之标，治必先其本，即上文所谓先刺其病所从生之义。"

②热厥：《素问》厥论："阴气衰于下，则为热厥。"

③寒厥：《素问》厥论："阳气衰于下，则为寒厥。"

④调其左右，去其血脉，刺道毕矣：《类经》二十二卷第五十二注："久远之疾，其气必深。针不深则隐伏之病不能及，留不久则固结之邪不得散也。一刺未尽，故当间日复刺之。再刺未尽，故再间日而又刺之，必至病除而后已。然当先察其在经在络，在经者直刺其经，在络者缪刺其络，是谓调其左右，去其血脉也。"

【语译】

疾病先起于阴经的，当先治阴经，以治其本，然后再治阳经，是谓治标。疾病先起于阳经的，当先治阳经，以治其本，然后再治阴经，是谓治标。针刺热厥，进针后留针，待针下感觉发凉时再退针；针刺寒厥，进针后也留针，待针下感觉温热时再退针；针刺热厥病，要刺阴经二次，用补法；刺阳经一次，用泻法。针刺寒厥病，要刺阳

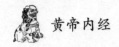
经二次，用补法；刺阴经一次，用泻法。所谓二阴，是指
在阴经针刺二次。所谓一阳，是指在阳经针刺一次。患病
日久的，邪气侵入必深。针刺这类疾病，必须深刺，而且
应做长时间的留针，以驱除固疾伏邪，同时要隔日再刺一
次，直至病愈。在针刺之前，必先诊察疾病在经在络，如
在经的就直刺其经，若在络的就缪刺其络，此即调其左
右。血络有瘀血的，刺其出血。熟悉了以上这些原则，针
刺的道理大体上也就掌握了。

【原文】

凡刺之法，必察其形气。形肉未脱，少气而脉又躁，
躁厥者，必为缪刺之①，散气可收，聚气可布②。深居静
处，占神往来，闭户塞牖，魂魄不散，专意一神，精气不
分，毋闻人声，以收其精，必一其神，令志在针，浅而留
之，微而浮之，以移其神，气至乃休。男内女外，坚拒勿
出，谨守勿内，是谓得气③。

【注释】

①少气而脉又躁，……缪刺之：《太素》卷二十二三
刺注："缪刺之益，正气散而收聚，邪气聚而可散也。"

②布：此处作散字解。

③男内女外，坚拒勿出，谨守勿内，是谓得气：张志
聪："男为阳，女为阴，阳在外，故使之内，阴在内，故
引之外，谓和调外内阴阳之气也。坚拒其正气，而勿使之

出；谨守其邪气，而勿使之入，是谓得气。"

【语译】

针刺的法则，必须诊察病人形体强与元气盛衰情况。如果患者形体、肌肉并不消瘦，只是元气衰少而脉象躁动，这种气虚脉躁而厥的病，必须采用左病刺右、右病刺左的缪刺法，使欲散的精气可以收持，聚积的邪气可以散失。施针时，医者要做到象深居幽静处所一样，注意力高度集中，密切观察病人的精神活动，同时又象人在室内将门窗关闭一样，神志专一，精神内守，不向外分散，也不为外界人声所扰乱，把精神集中在针刺上，或浅刺而留针，或轻微地浮刺，以转移患者的注意力，直至针下得气为止。针刺之后，使阳气内入，阴气外出，阴阳之气沟通而达到协调，从而正气充盛而内守，邪气不得深入于里，这就是得气的意义。

【原文】

凡刺之禁，新内勿刺，新刺勿内；已醉勿刺，已刺勿醉；新怒勿刺，已刺勿怒；新劳勿刺，已刺勿劳；已饱勿刺，已刺勿饱；已饥勿刺，已刺勿饥；已渴勿刺，已刺勿渴；大惊大怒，必定其气，乃刺之。乘车来者，卧而休之，如食顷乃刺之。步行来者，坐而休之，如行十里顷乃刺之。凡此十二禁者，其脉乱气散，逆其营卫，经气不次，因而刺之，则阳病入于阴，阴病出为阳，则邪气复生，粗工不察，是谓伐身，形体淫泺①，乃消脑髓，津液不化，脱其五味，是谓失气也②。

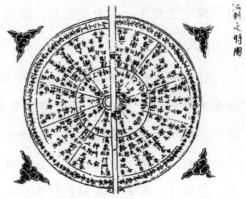

《子午流注针经》中的针刺定时图，选自明抄本《普济方》

【注释】

①淫泺：《素问》骨空论王冰注："淫泺，谓似酸痛而无力也。"

②脱其五味，是谓失气也：张志聪："五味入口，藏于肠胃，味有所藏，以养五气，气和而生，津液相成，神乃自生。针刺之道，贵在得神致气。犯此禁者，则脱其五味所生之神气，是谓失气也。"

【语译】

凡针刺治病，必须掌握下述禁忌证：行房事不久的不可刺，针刺不久的不要行房事；喝酒已醉的人不可刺，已经针刺的人不能饮酒至醉；刚发怒的人不可刺，已经针刺的人不要发怒；刚刚劳累的人不可刺，已经针刺的人不要过劳；饱饭之后不可刺，已经针刺的人不要吃的过饱，饥饿的人不可刺，已经针刺的人不要受饥饿；大渴之时不可刺，已经针刺的人不要受渴；受过大惊大恐的人，必使其精神、情绪安定之后，才能进行针刺。坐车来就医的患者，应让其卧床休息约吃过一顿饭的时间，才能针刺。步行前来的病人，让其坐下休息到约走十里路的时间，然后才能针刺。凡是以上所列举的十二种针刺禁忌的病人，都是因为脉乱气散，营卫失调，经脉之气不依次运行而不宜针刺，如果不注意这些情况，就草率地施针，使表浅的阳病深入于里，内里的阴邪窜至体表，形成表里俱病，邪气复盛，正气益衰，粗率的医生不体察这些禁忌，妄施针刺，应该说这是在摧残病人的身体，结果会导致全身酸疼无力，脑髓消耗，津液不生，也丧失了饮食五味所化生的神气，这就是所谓失气。

【原文】

太阳之脉，其终也，戴眼①，反折②，瘈疭③，其色白，绝皮乃绝汗④，绝汗则终矣。少阳比终者，耳聋，百节尽纵，目系绝，目系绝一日半则死矣，其死也，色青白乃死。阳明终者，口目动作⑤，喜惊，妄言，色黄，其上下⑥之经盛⑦而不行，则终矣。少阴终者，面黑齿长而垢，腹胀闭塞，上下不通而终矣⑧。厥阴终者，中热嗌干，喜溺，心烦，甚则舌卷卵上缩而终矣。太阴终者，腹胀闭，不得息，气噫善呕，呕则逆，逆则面赤，不逆则上下不通，上下不通则面黑皮毛燋而终矣。

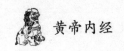

【注释】

①戴眼：眼目上视，不能转动。汪昂："戴眼，谓上视。"

②反折：即角弓反张。汪昂："反折，谓身反向后"。

③瘛疭（chì zòng 赤纵）：与抽搐义同，俗称抽风，指手足时缩时伸，抽动不止的证候。

④绝汗：《素问》诊要经终论王冰注："绝汗谓汗暴出，如珠而不流，旋复干也。"

⑤口目动作：《类经》十八卷第九十七注："手足阳明之脉，皆挟口入目，故为口目动作而牵引歪斜也。"

⑥上下：《素问》诊要经终论新校正："上，谓手脉；下，谓足脉也。"

⑦经盛：《素问》诊要经终论新校正："谓面目颈颌，足跗腕胫皆躁盛而动也。"

⑧少阴终者……上下不通而终矣：王冰："手少阴气绝则血不流，足少阴气绝则骨不软，骨硬则断上宣，故齿长而积垢。"又云："手少阴脉起于心中，出属心系，下膈络小肠，故其终则腹胀闭，上下不通也。"

【语译】

手足太阳二经脉气将绝之时，病人出现目睛上视不能转动，角弓反张，手足抽畜，面色苍白，皮肤败绝以及汗出如珠、着身不流的绝汗症状，绝汗一出，人就快死亡

982

了。手足少阳二经脉气将绝之时，病人出现耳聋，周身骨节皆松弛无力，目系脉气竭绝眼珠不能转动等证。目系绝一日半就要死亡，病人临死时，面色青白。手足阳明二经脉气将绝之时，病人出现口眼抽动且牵引歪斜，发惊，胡言乱语，脸色发黄及手足阳明经脉躁动等证，因为脉气不行，人就会死亡。手足少阴二经脉气将绝之时，病人出现脸色发黑，齿龈短缩好似牙齿变长而且齿附污垢，腹部胀满，气机闭塞，上下不通等证，因此而死亡。手足厥阴二经脉气将绝之时，病人出现胸中发热，咽干，小便频数，心中烦乱，甚至舌卷、阴囊上缩等证而死亡。手足太阴二经脉气将绝之时，病人出现腹胀闭塞，呼吸不利，嗳气呕吐，呕吐则气上逆，气逆则面赤，若气不上逆则上下不通，上下不通则出现面显黑色、皮毛焦枯等证而死亡。

卷之三

经脉第十

【题解】

本篇详述了十二经脉在全身的分布和循行情况，以及

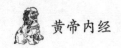

十五络脉的名称、循行路径及其虚实病候的表现。由于全篇内容都重在说明经脉具有"决生死、处百病、调虚实"重要作用，所以篇名叫做"经脉"。

【原文】

雷公问于黄帝曰："禁服之言，凡刺之理，经脉为始，营其所行，知其度量，内次五脏，外别六腑^①，愿尽闻其道。黄帝曰：人始生，先成精，精成而脑髓生，骨为干^②，脉为营^③，筋为刚^④，肉为^⑤，皮肤坚而毛发长，谷入于胃，脉道以通，血气乃行。雷公曰：愿卒闻经脉之始生。黄帝曰：经脉者，所以能决死生，处百病，调虚实，不可不通也。

【注释】

①内次五脏，外别六腑：《类经》七卷第一注："五脏属里，故言内次；六腑属表，故言外别。"

②骨为干：人身以骨为支柱的意思。

③脉为营：脉能营藏血气以灌溉周身。

④筋为刚：言筋的功能坚劲刚强，能约束骨胳。

⑤肉为墙：肉在外，似墙垣一样保护内在的脏腑组织。

【语译】

雷公问黄帝说：《禁服篇》上说，要掌握针刺治病的方法，应先了解经脉，推测它运行的终始，确知它的长短，并懂得它向内和五脏相联系，向外与六腑相贯通的原理。我想请您详细地讲解一下其中的道理。

黄帝说：人初受孕时，由男女之精形成，精再发育而生脑髓，此后才逐渐形成人体。其间以骨骼为支柱，以经脉营养全身，坚劲刚强的筋如绳索一样，约束着骨骼，而肌肉则像墙壁，保护着脏腑、筋、血脉，等到皮肤变得坚韧，毛发生长后，人体就形成了。人出生以后，吸收五谷入胃，通过奥妙精微的运化滋生过程，使脉道得以贯通，气血也就运行不息了。雷公说：希望您能讲讲经脉运行发生的情况。

黄帝说：经脉的重要，在于可通过它来诊断人的死生，处理百病，调养身体的虚实。如果对经络的循行情况不甚通晓，是不行的。

【原文】

肺手太阴之脉，起于中焦，下络①大肠，还②循③胃口④，上膈属⑤肺，从肺系⑥横出腋下，下循臑⑦内，行少阴心主之前　　下肘中，循臂内上骨下廉⑧，入寸口，上鱼⑨，循鱼际⑩，出大指之端；其支者，从腕后直出次指内廉，出其端。是动则病⑪肺胀满，膨膨而喘咳，缺盆中痛，甚则交两手而瞀⑫，此为臂厥⑬。是主肺所生病者，咳上气喘喝，烦心胸满，臑臂内前廉痛厥，掌中热。气盛有余，则肩背痛风，汗出，小便数而见⑭。气虚则肩背痛寒，少气不足以息，溺色变。为此诸病，盛则泻之，虚则补之，热则疾之，寒则留之，陷下则灸之，不盛不虚，以经取之。盛者寸口大三倍于人迎，虚者则寸口反小于人迎也。

【注释】

①络：联络的意思。此指联络于与本经相表里的脏腑。

②还：指经脉去而复回。

③循：沿着。

④胃口：指胃上下口。

⑤属：也含联络之意。凡经脉连其本经的脏腑均称属。

⑥肺系：指与肺连接的气管、喉咙等组织。

⑦臑（nào 闹）：上臂肩至肘处。

⑧廉：边缘或边侧的意思。

⑨鱼：手大指本节后掌侧肌肉隆起处。

⑩鱼际："鱼"的边缘为鱼际，也是穴名。

⑪是动则病：张志聪："夫是动者，病因于外；所生者，病因于内"，即经脉因受外邪侵犯所发生的病证叫"是动病"；本脏发生疾病影响到本经的叫"所生病"。

⑫瞀（mào 茂）：视物模糊不清，精神昏乱。

⑬臂厥：病名。臂气厥逆，两手交叉于胸部且视物不清。

⑭小便数而欠：指小便频数而量少。

【语译】

肺的经脉为手太阴经。起于中焦腹部，向下缠绕大肠，再返回循行胃的上口，向上经过膈肌，入属于肺脏，接着从气管横走出腋下，沿着上路膊内侧下行，然后从手少阴经与手厥阴经的前面，下至肘内，顺着前臂的内侧，经掌后高骨的下缘，入寸口，前行至手鱼，并沿着其边缘，出于拇指尖端。它的一条支脉，从手腕后分出，沿着食指桡动脉的侧边到达指端，最后与手阳明大肠经相接。如此经受外邪侵犯，就会发生以下病变：肺部胀满、咳嗽气喘、缺盆里面疼痛，因喘咳过剧，引起的两手抱胸、视物不清，是臂厥病。如肺脏的疾病影响到此经，就会导致咳嗽上气，喘

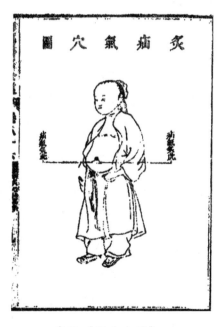

清代《医宗金鉴》针灸方图中的灸疝气穴图

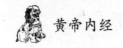

促口渴，心烦躁，胸部胀闷，臂臑部内侧前缘作痛，手厥冷而掌心发热。手太阴经气盛而有余，就会出现肩背痛、汗出，小便频数而尿量少等症状。手太阴经气虚而不足，可引起肩背寒、气短、小便色变。以上，病症，凡属实证的，当用泻下法；凡属虚证的，应用补益法；属热证的，用疾刺法，属寒证的，用留针法。脉虚而下陷的，宜用灸法。至于不实不虚的病症，就从本经取治。手太阴经气盛所致的病，诊脉时可发现寸口脉比人迎脉大三倍；若是手太阴经气虚引起的病证，则寸口脉反而比人迎脉小。

【原文】

大肠手阳明之脉，起于大指次指①之端，循指上廉，出合谷②两骨之间③，上入两筋之中④，循臂上廉，入肘外廉，上臑外前廉，上肩，出髃骨⑤之前廉，上出于柱骨之会上⑥，下入缺盆⑦络肺，下膈属大肠；其支者，从缺盆上颈贯颊，入下齿中，还出挟口，交人中，左之右，右之左，上挟鼻孔。是动则病齿痛颈肿。是主津所生病⑧者，目黄口干，鼽衄⑨，喉痹，肩前臑痛，大指次指痛不用。气有余则当脉所过者热肿，虚则寒栗不复⑩。为此诸病，盛则泻之，虚则补之，热则疾之，寒则留之，陷下则灸之，不盛不虚，以经取之。盛者人迎大三倍于寸口，虚者人迎反小于寸口也。

988

【注释】

①大指次指：从手大拇指数起的第二个指头，又叫食指。

②合谷：穴名，位于手大指、次指两指本节后两骨之间，为大肠经原穴。

③两骨之间，即第一、二掌骨之间，俗名虎口。

④两筋之中：指腕骨桡侧、两筋陷中的阳溪穴。

⑤髃骨：指肩胛骨与锁骨相连接的地方，即肩髃穴处。

⑥柱骨之会上：肩胛骨上颈骨隆起处，即大椎穴，诸阳脉会于大椎，故称会上。

⑦缺盆：即锁骨窝。

⑧是主津所生病：大肠与肺相表里，肺主气，津由气而化，故本腑大肠主津所生的疾病。

⑨鼽（qiú 求）衄：鼻塞称鼽，鼻出血称衄。

⑩寒栗不复：寒栗，发寒战；不复，难得温暖的意思。

【语译】

大肠的经脉叫手阳明经，起始于食指尖端，沿食指拇指侧的上缘，通过拇指、食指歧骨间的合谷穴，上入腕上两筋凹陷处，沿前臂上方至肘外侧，再沿上臂外侧前缘，上肩，出肩峰前缘，上出于背，与诸阳经会合于大椎穴上，再向前入缺盆联络肺，下膈又联络大肠；它的支脉，从缺盆上走颈部通过颊部入下齿龈，回转过来绕至上唇，左右两脉交会于人中，自此左脉走右，右脉走左，上行挟于鼻孔两侧，与足阳明胃经相接。本经经脉因受外邪侵犯而发生的病证，为牙齿疼痛，颈部肿大等病变。本腑所主的津发生病证，可出现眼睛发黄，口中发干，鼻塞流涕或出血，喉中肿痛，肩前及膈内作痛，食指疼痛不能动等证。本经气有余的实证，为在本经脉循行所过的部位发热而肿。本经气不足的虚证，为恶寒战栗，且难以回复温暖。治疗这些病证时，属实的要用泻法，属虚的要用补法，属热的扎针要用速刺法，属寒的要用留针法，阳气内衰而脉虚陷下不起的要用灸法，不实不虚的从本经取治。本经气盛的病脉是人迎脉比寸口脉大三倍，虚的人迎脉反小于寸口脉。

【原文】

胃足阳明之脉，起于鼻，交頞中①，旁约②太阳之脉，下循鼻外，入上齿中，还出挟口环唇，下交承浆，却③循颐④后下廉，出大迎，循颊车，上耳前，过客主人，循发际，至额颅⑤；其支者，从大迎前下人迎，循喉咙，入缺盆，下膈属胃络脾；其直者，从缺盆下乳内廉，下挟脐，入气街⑥中；其支者，起于胃口，下循腹里，下至气街中而合，以下髀关，抵伏兔，下入膝膑⑦中，下循胫外廉，下足跗⑧，入中指内间；其支者，下膝三寸而别，下入中指外间；其支者，别跗上，入大指间，出其端。是动则病洒洒振寒，善伸数欠颜黑，病至，恶人与火，闻木音则惕然而惊，心动，欲独闭户牖⑨而处，甚则欲上高而歌，弃衣而走，贲响腹胀，是为骭厥⑩。是主血所生病者⑪，狂疟温淫汗出，衄衊，口㖞唇胗，颈肿喉痹，大腹水肿，膝膑肿痛，循膺、乳、气街、股、伏兔、骭外廉、足跗上皆痛，中指不用。气盛则身以前皆热，其有余于胃，则消谷善饥，溺色黄。气不足则身以前皆寒栗，胃中寒则胀满。为此诸病，盛则泻之，虚则补之，热则疾之，寒则留之，陷下则灸之，不盛不虚，以经取之。盛者人迎大三倍于寸口，虚者人迎反小于寸口也。

【注释】

①頞（è遏）中：即鼻梁的凹陷处。

②约：缠束的意思。《图经》注云："足太阳起于目眦（睛明穴）而阳明旁行约之，"说明足阳明胃经缠束旁侧的太阳经脉。

③却：进而退转的意思。

④颐：口角后、腮的下部称颐。

⑤额颅：即前额骨部，在发下眉上处。

⑥气街：在少腹下方，毛际两旁，又叫气冲。

⑦膑：膝盖。

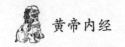

⑧跗：足背。

⑨牖（yǒu 有）：窗。

⑩骭（gān 干）厥：骭，胫骨的古称。足胫部之气上逆，称骭厥。

⑪是主血所生病者：胃为水谷之海，化生精微，主生营血，即所谓营出中焦之意。如胃腑有病则营血不生。阳明为多气多血之经，故本经主血所生的疾病。

【语译】

胃的经脉，为足阳明经。起于鼻孔两旁，上行相交于鼻的凹陷处，再向旁注入足太阳经，接着向下沿鼻外侧，进入上齿龈内，复出环绕口唇后，向下交于承浆穴，然后退出向后沿腮的下方，出于大迎穴，又沿颊车穴，上行至耳前，通过客主人穴，沿发际上行至额颅部。它的一条支脉，由大迎穴前面，向下至人迎穴，再沿喉咙进入缺盆，又继续向下经过膈膜，会属于胃腑，最后与脾脏相联络。另一条直行的经脉，由缺盆沿乳房内侧下行，再挟肚脐两旁直至阴毛两侧的气街处。另一条支脉，起于胃的下口，下循腹里，至气街前与直行的经脉相合，再由此下行，经过大腿前方的髀关穴，至伏兔部，又下至膝盖，沿胫骨前外侧直至足背部，进入足的中趾内侧。另有一条支脉，由膝下三寸处分出后下行到足的中趾外侧；还有一条支脉，起于背的冲阳穴，斜出于足厥阴经的外侧，再进入足的大

拇趾，然后直出于大拇趾的尖端，与足太阴脾经相接。如
足阳明经受外邪侵犯，就会导致以下病变：像被凉水淋洒
一样地全身阵阵寒冷发抖、不停地伸腰打呵欠、额部肤色
暗黑，且病发时见到人和火光就会烦躁不安，听到木器发
出的声音就非常恐惧，心跳不止，常常把自己封闭在屋
内。若病发剧烈，就会登高而歌，裸身跑窜，并伴有腹胀
肠鸣的症状，称为骭厥病。因胃受邪影响到血而引起的病
证有：发狂、温热过甚、汗出、鼻流清涕或出血、口角歪
斜、口唇生疮、颈肿、咽喉疼痛、腹部肿胀、膝膑部肿
痛，沿侧胸乳部、气街、大腿前缘、伏兔、足胫外侧、足
背上都发痛，足中趾不能屈伸。足阳明经气盛所致的实
证，表现为胸腹部寒冷，从而使胃受寒胀满。以上各种病
证，属实证的应用泻下法，属虚证的当用补益法，属热证
的就用疾刺法，属寒证的宜用留针法，脉虚而陷下的就用
灸法。至于不实不虚的病症，就应根据本经而取治。由足
阳明经引起的病证中，如人迎脉比寸口脉大三倍，说明为
实证；若人迎脉比寸口脉小，就表明为虚证。

【原文】

脾足太阴之脉，起于大指之端，循指内侧白肉际[①]，
过核骨[②]后，上内踝前廉，上腨[③]内，循胫骨后，交出厥
阴之前，上循膝股内前廉，入腹属脾络胃，上膈，挟咽，
连舌本[④]，散舌下；其支者，复从胃，别上膈，注心中。

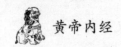
是动则病舌本强，食则呕，胃脘痛，腹胀善噫，得后与气⑤则快然如衰，身体皆重。是主脾所生病者，舌本痛，体不能动摇，食不下，烦心，心下急痛，溏，瘕泄⑥，水闭，黄疸，不能卧，强立股膝内肿厥，足大指不用。为此诸病，盛则泻之，虚则补之，热则疾之，寒则留之，陷下则灸之，不盛不虚，以经取之。盛者寸口大三倍于人迎，虚者寸口反小于人迎也。

【注释】

①白肉际：又称赤白肉际，是手足两侧阴阳面的分界处。阳面赤色，阴面白色。

②核骨：是足大趾本节后内侧凸出的圆骨，形如果核，故名。

③腨（chuǎi 揣）：《说文》："腨，腓肠也。"俗称小腿肚。

④舌本：舌根。

⑤得后与气：得大便与矢气。

⑥溏，瘕泄：溏，指大便稀薄；瘕泄，指痢疾而言。

【语译】

脾的经脉，为足太阴经，起于足的大拇趾内侧之端，并沿着大拇趾内侧的赤白肉际，经过大拇趾根节后的核骨，上行至内踝前，再上行至小腿肚，沿胫骨后，与足厥阴肝经相并叉而出，沿膝内侧和股内侧的前缘，直达腹内，入属于脾脏，联络胃腑，然后向上穿过膈膜，挟咽喉而行，与舌根相连，散布于舌下；它的一条支脉，从胃分出，并上行通过胸膈，注入心脏，与手少阴心经相接。足太阴经受外邪影响后，会发生以下病变：舌根强硬、食后呕吐，胃脘疼痛、腹内发胀、时时嗳气，虽然排除大便或矢气之后，会觉得轻松许多，但仍感全身沉重。本经所主的脾脏发生病变后表现的症状有：舌根痛、身体沉重不能转动、饮食不下、心烦不安、胸部掣引作痛、大便溏泄，或下痢，或大小便闭塞不通、面目及全身泛黄、喜于安卧、勉强站立时，股膝内侧的经脉肿而厥冷，且足的大拇趾不能动弹。以上病证，属实证的应用泻下法，属虚证的当用补益法，属热证的须用疾刺法，属寒证的宜用留针法，而脉虚下陷的用灸法。至于不实不虚的病证，还应从本经取治。由足太阴经所致的病证中，如寸口脉比人迎脉大三倍，就说明为实证；如寸口脉比人迎脉小，就表明为虚证。

【原文】

心手少阴之脉，起于心中，出属心系①，下膈络小肠；其支者，从心系上挟咽，系目系②；其直者，复从心系却上肺，出腋下，下循臑内后廉，行太阴心主③之后，下肘内，循臂内后廉，抵掌后锐骨④之端，入掌内廉，循小指之内出其端。是动则病嗌干心痛，渴而欲饮，是为臂厥。

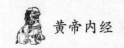
是主心所生病者，目黄胁痛，臑臂内后廉痛厥，掌中热痛。为此诸病，盛则泻之，虚则补之，热则疾之，寒则留之，陷下则灸之，不盛不虚，以经取之。盛者寸口大再倍于人迎，虚者寸口反小于人迎也。

【注释】

①心系：是指心与肺、脾、肝、肾相联系的脉络。《类经》七卷第二注："心当五椎之下，其系有五，上系连肺，肺下系心，心下三系连脾、肝、肾，故心通五脏之气而为之主也。"

②目系：眼球内连于脑的脉络。

③太阴心注：指手太阴和手厥阴二经。

④锐骨：《类经》七卷第二注："手腕下髁为锐骨神门穴也。"

【语译】

心的经脉，为手少阴经，起于心脏，由心的脉络而出，并向下通过膈膜，与小肠联络。它的一条支脉，从心系的脉络向上，挟咽喉，至眼珠与脑的脉络相连；另有一条直行的经脉，从心脏的脉络上行入肺，再由肺横出于腋下，沿上臂内侧的后缘，至手太阴肺经和手厥阴心包络经的后面，并下行到肘内，再循前臂内侧的后缘，直达掌后小拇指侧高骨的尖端，而入手心后侧，然后沿小拇指内侧至指端，与手太阳小肠经相接。如手少阴经受外邪侵犯，就会导致以下病变：喉咙干躁、心痛、口渴难忍，并有臂厥症。此经所主的心脏病变后表现的症状为：目黄、胁肋作痛、上臂和前臂内侧的后缘疼痛厥冷、掌心发热而痛。以上病证，属实证的应用泻下法，属虚证的当用补益法，属热证的须用疾刺法，属寒证的宜用留针法，脉虚而下陷的就用灸法。至于不实不虚的病证，应从本经取治。由手少阴经受邪引起的各种病证中，如寸口脉比人迎脉大两倍的，就说明为实证；如寸口脉反比人迎脉小，就表明为虚证。

【原文】

小肠手太阳之脉，起于小指之端，循手外侧上腕，出踝①中，直上循臂骨下廉，出肘内侧两骨之间，上循臑外后廉，出肩解②，绕肩胛，交肩上，入缺盆络心，循咽下膈，抵胃属小肠；其支者，从缺盆循颈上颊，至目锐眦③，却入耳中；其支者，别颊上䪼抵鼻，至目内眦④，斜络于颧。是动则病嗌痛颔肿，不可以顾，肩似拔，臑似折。是主液所生病者⑥，耳聋目黄颊肿，颈颔肩臑肘臂外后廉痛。为此诸病，盛则泻之，虚则补之，热则疾之，寒则留之，陷下则灸之，不盛不虚，以经取之。盛者人迎大再倍于寸口，虚者人迎反小于寸口也。

【注释】

①踝：此指手腕后方小指侧的高骨。

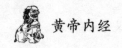

②肩解：即肩后骨缝。

③目锐眦：眼外角。

④頔（zhuō 拙）：眼眶的下方，包括颧骨内连及上牙床的部位。

⑤目内眦：眼内角。

⑥是主液所生病者：小肠受盛胃腑腐熟下传的水谷，经进一步消化和泌别清浊，其精华部分由脾转输，营养于全身，糟粕下走大肠，水液归于膀胱，因此小肠可产生水液，故本经主液所生病证。

【语译】

　　小肠的经脉，为手太阳经，起于手小拇指的尖端，循行手的外侧后，进入腕部，出于小拇指侧的高骨，再直上沿前臂骨下缘，出于肘后内侧两筋的中间，又沿上臂外侧后缘，出于肩后骨缝，绕行肩胛后，交于肩上，注入缺盆，联络心脏，然后沿咽喉向下穿过横膈膜，至胃，最后由胃下行入属小肠；它的一条支脉，由缺盆沿头颈上抵面颊，至眼外角，再回入耳内；另有一条支脉，由颊部引入眼眶下而至鼻部，再至眼内角，然后斜行络于颧骨部。手太阳经受外邪侵犯后会发生以下病变：喉咙痛，颌部肿，头项拘紧，肩痛如裂，臂痛如断。本经所主液表现的病证为：耳聋、目黄、颊肿，沿颈、肩、肘臂等部位的外侧后缘疼痛。以上病证，属实证的应用泻下法，属虚证的当用

补益法，属热证的须用
疾刺法，属寒证的宜用
留针法，脉虚而下陷不
起的用灸法。至于不实
不虚的病证，应从本经
取治。由手太阳经受邪
所致的病证中，如人迎
脉比寸口脉大两倍，就
说明为实证；如人迎脉
比寸口脉小，就表明为
虚证。

【原文】

膀胱足太阳之脉，
起于目内眦，上额交
巅①；其支者，从巅至

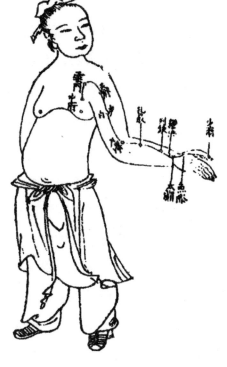

明代高武《针灸聚英》经穴图
中的手太阴肺经图

耳上角②；其直者，从巅入络脑，还出别下项，循肩髆③
内，挟脊抵腰中，入循膂④，络肾属膀胱；其支者，从腰
中下挟脊贯臀，入腘中；其支者，从髆内左右，别下贯
胛，挟脊内，过髀枢，循髀外后廉下合腘中，以下贯踹
内，出外踝之后，循京骨⑥，至小指之端外侧。是动则病
冲头痛，目似脱，项似拔，脊痛腰似折，髀不可以曲。腘
如结，踹如裂，是为踝厥⑦，是主筋所生病者⑧，痔疟狂

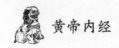

癫疾，头总项痛，目黄泪出鼽衄，项背腰尻⑨腘踹脚皆痛，小指不用。为此诸病，盛则泻之，虚则补之，热则疾之，寒则留之，陷下则灸之，不盛不虚，以经取之。盛者人迎大再倍于寸口，虚者人迎反小于寸口也。

【注释】

①巅：指头顶正中最高点，当百会穴处。

②耳上角：即耳壳的上部。

③肩髆：即肩胛骨。滑伯仁："肩后之下为肩髆。"

④膂：挟脊两旁的肌肉。

⑤髀（bì 必）枢：股骨上端的关节部叫髀枢，即环跳穴处，为髀骨所嵌入的地方，有转枢作用。

⑥京骨：足外侧小趾本节后突出的半圆骨，又为穴名。

⑦踝厥：指腘如结等证，是因本经经脉之气变常自踝部上逆所致，故称踝厥。

⑧是主筋所生病者：《素问》生气通天论有"阳气者，精则养神，柔则养筋"之文，说明阳气化生精微的功能，内可以养神，外可以柔筋。太阳属水，水亏则筋失濡养，所以主筋所发生的病症。张志聪："太阳之气，生于膀胱水中，而为诸阳之气，阳气者，柔则养筋，故是主筋所生之病。"

⑨尻：骶尾骨部的通称。

【语译】

膀胱的经脉，为足太阳经，起于眼的内角，向上经过额部，交会于头顶；它的一条支脉，由头顶行至耳上角；它的直行经脉，由头顶入络于脑，环绕一圈后复出，另向下行过颈项，沿肩膊内侧，夹脊柱而行，直达腰部，再沿脊肉深入，联系肾脏，最后入属膀胱。另有一条支脉，由腰部挟脊柱外侧下行，贯穿臀部，直入膝腘窝中；又有一条支脉，从左右肩膊的内侧，另向下通过肩胛挟脊柱，经过髀枢部，沿大腿外侧的后缘，继续向下行并合于膝弯内，然后通过小腿肚，出于外踝骨后方，沿着京骨，至小趾外侧的尖端，与足少阴肾经相接。足太阳经受外邪侵犯后会发生以下病变：气上冲而感头痛，眼球疼痛如脱，颈项强直，脊柱疼痛，腰痛欲折，大腿拘紧，膝腘部麻木如缚，小腿肚疼痛欲裂，称为踝厥病。此经所主的筋表现的病证为：痔疮、疟疾、狂病、癫病、头卤和颈项疼痛，目黄、流泪、鼻流清涕或鼻出血，项、背、腰、尻、腘、脚等部位疼痛，足的小拇趾僵直。以上病证，属实证的应用泻下法，属虚证的当用补益法，属热证的须用疾刺法，属寒证的宜用留针法，脉虚而下陷的就用灸法。至于不实不虚的病证，要从本经取治。本经的实证表现为人迎脉比寸口脉大两倍，其虚证为人迎脉比寸口脉小。

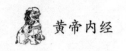

【原文】

肾足少阴之脉，起于小指之下，邪①走足心，出于然骨②之下，循内踝之后，别入跟中，上踹内，出腘内廉，上股内后廉，贯脊属肾络膀胱；其直者，从肾上贯肝膈，入肺中，循喉咙，挟舌本；其支者，从肺出络心，注胸中。是动则病饥不欲食，面如漆柴③，咳唾则有血，喝喝而喘，坐而欲起，目䀮䀮④如无所见，心如悬若饥状，气不足则善恐，心惕惕如人将捕之，是为骨厥⑤。是主肾所生病者，口热舌干，咽肿上气，嗌干及痛，烦心心痛，黄疸肠澼，脊股内后廉痛，痿厥嗜卧，足下热而痛。为此诸病，盛测泻之，虚则补之，热而疾之，寒则留之，陷下则灸之，不盛不虚，以经取之。灸则强食生肉，缓带披发⑥，大杖重履而步。盛者寸口大再倍于人迎，虚者寸口反小于人迎也。

【注释】

①邪：此处与“斜”字同。

②然骨：《太素》卷八首篇注：“然骨”，在内踝下近前起骨是也。”《图经》卷一注：“然骨，然谷所居。”

③漆柴：形容病人面色黄黑无光泽，骨瘦如柴。

④䀮䀮（huāng 荒）：指视物不清。《玉篇·目部》曰：“䀮，目不明。”

⑤骨厥：肾主骨，因本经经脉之气变动，上逆出现的

证候。

⑥缓带披发：指宽松衣带、散披头发，目的是不束缚身体，使气血流畅。"

【语译】

肾的经脉，为足少阴经，起于足的小拇趾下，斜向而于足心，出于内踝前大骨的然谷穴，并沿着内踝骨的后方，另向下行，进入足跟，再上至小腿肚内侧，出于腘窝内侧，然后继续上行，经过股部内侧的后缘，贯穿脊柱，入属于肾脏，且联络膀胱。其直行的经脉，再由肾脏向上，经过肝和横膈膜，进入肺部，又上行并沿着喉咙归结于舌根；它的支脉，由肺而出，联络心脏，再注入胸中，与手厥阴心包经相联接。足少阴经如受外邪侵犯会发生的病变有：饥而不能食，面色憔悴、暗滞如漆柴，咳唾而带血，喘息有声，不能平卧，坐立不安，目视模糊，忐忑不安，腹鸣如鼓，气虚易恐，心跳惊悸如人来逮捕他似的，称为骨厥病。本经所主的肾脏病变而表现出的症状为：口热、舌干、咽部肿，气上逆，喉咙干燥作痛，心烦、心痛、黄疸、下痢，脊股内侧后疼痛，足痿软而厥冷，神疲而嗜卧，足心发热疼痛。以上病证，属实证的就用泻下法，属虚证的应用补益法，属热证的当用疾刺法，属寒证的须用留针法，脉虚而下陷的宜用灸法。不实不虚的病证，要从本经取治。用灸法可增强食欲，促进肌肉生长，

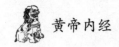

使人身轻体健。即使散披着头发，扶着粗大的拐杖，足穿重履，也能缓步而行。凡由本经引起的实证，把脉时可知寸口脉比人迎脉大两倍；如寸口脉比人迎脉小，就表明为虚证。

【原文】

心主手厥阴心包络之脉，起于胸中，出属心包络，下膈，历络三焦①；其支者，循胸出胁，下腋三寸，上抵腋，下循臑内，行太阴少阴之间，入肘中，下循臂行两筋之间，入掌中，循中指出其端；其支者，别掌中，循小指次指②出其端。是动则病手心热，臂肘挛急，腋肿，甚则胸胁支满，心中澹澹大动，面赤目黄，喜笑不休。是主脉所生病者③，烦心心痛，掌中热。为此诸病，盛则泻之，虚则补之，热则疾之，寒则留之，陷下则灸之，不盛不虚，以经取之。盛者寸口大一倍于人迎，虚者寸口反小于人迎也。

【注释】

①历络三焦：这里是指自胸至腹挨次联络上中下三焦。

②小指次指：从小指数起的第二指，即无名指。

③是主脉所生病者：诸脉皆属于心，心包络是心的外卫，代心受邪，故云主脉所生病。

【语译】

心主的经脉叫手厥阴心包经，起于胸中，出属心包络，下膈膜，依次联络上中下三焦；它的支脉，从胸走胁，当腋缝下三寸处上行至腋窝，向下再循上臂内侧，行于手太阴经和手少阴经中间，入肘中，向下沿着前臂两筋之间，入掌中，沿中指直达尖端；又一支脉，从掌内，沿无名指直达尖端，与手少阴经相接。本经脉

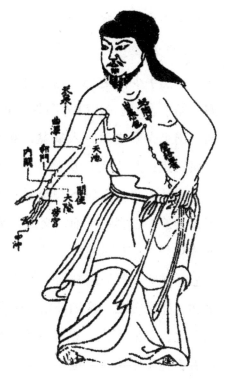

《十四经发挥》图中的手厥阴心包经之图

因受外邪侵犯而发生的病证，为手心发热，臂肘部拘挛，腋下肿，甚至胸中满闷，心跳不宁，面赤，眼黄，喜笑不止。本经所主经脉发生的病证，会出现心中烦躁，心痛，掌心发热。治疗这些病证时，属实的要用泻法，属虚的要用补法，属热的扎针时要用速刺法，属寒的要用留针法，阳气内衰而脉虚下陷不起的要用灸法，不实不虚的从本经取治。本经气盛的病脉是寸口脉比人迎脉大一倍，虚的寸

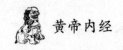

口脉反小于人迎脉。

【原文】

三焦手少阳之脉，起于小指次指之端，上出两指之间，循手表①腕，出臂外两骨之间，上贯肘，循臑外上肩，而交出足少阳之后，入缺盆，布膻中，散络心包，下膈，遍属三焦；其支者，从膻中上出缺盆，上项，侠耳后直上，出耳上角，以屈下颊至䪼；其支者，从耳后入耳中，出走耳前，过客主人前，交颊，至目锐眦。是动则病耳聋浑浑焞焞②，嗌肿喉痹。是主气所生病者③，汗出，目锐眦痛，颊痛，耳后肩臑肘臂外皆痛，小指次指不用。为此诸病，盛则泻之，虚则补之，热则疾之，寒则留之，陷下则灸之，不盛不虚，以经取之。盛者人迎大一倍于寸口，虚者人迎反小于寸口也。

【注释】

①手表：即手的表面，这里指手背。

②浑浑焞焞：形容听觉模糊不清，耳内出现烘烘的响声。

③是主气所生病者：三焦能通调水道，水病多由于气化失常，故主气所生病。《类经》十四卷第十注："三焦为水渎之府，水病必由于气也。"

【语译】

三焦的经脉，为手少阳经，起于无名指的指端，上行并沿无名指的外侧，经过手背到手腕，出于前臂外侧两骨的中间，再向上穿过肘，沿上臂外侧至肩部，相交而出于足少阳胆经后，注入缺盆，然后向下分布在两乳之间的膻中，散布络于心包络，又向下经过膈膜，依次会属于上、中、下三焦；它的支脉，又从膻中上行而出于缺盆，过颈项，连耳后，直出于耳上角，然后屈而下行，绕颊部，至眼眶下；它的另一条支脉，由耳后进入耳中，再行出耳前，经过客主人穴的前方，与前一条支脉于面颊相会合，再行至眼外角，与足少阳胆经相接。本经脉受外邪侵犯而发生的病变有：耳聋，失聪，喉咙肿痛，喉痹。本经所主的气所产生的病证有：汗出，眼外角痛，颊痛，耳后、肩、臑、肘、臂的外缘等疼痛，无名指掏挛。以上病证，属实证的就用泻下法，属虚证的应用补益法，属热证的当用疾刺法，属寒证的须用留针法，脉虚而陷下的宜用灸法。而不实不虚的病证，可从本经取治。由本经所致的各种病证中，如人迎脉比寸口脉大一倍，就为实证；如人迎脉比寸口脉小，就表明为虚证。

【原文】

胆足少阳之脉，起于目锐眦，上抵头角，下耳后，循颈行手少阳之前，至肩上，却交出手少阳之后，入缺盆；其支者，从耳后入耳中，出走耳前，至目锐眦后；其支者，别锐眦，下大迎，合二手少阳，抵于𩠏，下加颊车，

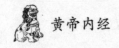

下颈合缺盆以下胸中，贯膈络肝属胆，循胁里，出气街，绕毛际①，横入髀厌②中；其直者，从缺盆下腋，循胸过季胁，下合髀厌中，以下循髀阳③，出膝外廉，下外辅骨之前，直下抵绝骨④之端，下出外踝之前，循足跗上，出小指次指之端；其支者，别跗上，入大指之间，循大指歧骨内出其端，还贯爪甲，出三毛⑤。是动则病口苦，善太息，心胁痛不能转侧，甚则面微有尘⑥，体无膏泽，足外反热，是为阳厥⑦。是主骨所生病者⑧，头痛颔痛，目锐眦痛，缺盆中肿痛，腋下肿，马刀侠瘿⑨，汗出振寒，疟，胸胁肋髀膝外至胫绝骨外踝前及诸节皆痛，小指次指不用。为此诸病，盛则泻之，虚则补之，热则疾之，寒则留之，陷下则灸之，不盛不虚，以经取之。盛者人迎大一倍于寸口，虚者人迎反小于寸口也。

【注释】

①毛际：耻骨部生阴毛之处。《十四经发挥》注："曲骨之分为毛际"。

②髀厌：就是髀枢。即环跳。

③髀阳：外为阳，内为阴，髀阳就是大腿的外侧。

④绝骨：在外踝直上三寸许腓骨的凹陷处。

⑤三毛：《类经》七卷第二注："大指（趾）瓜甲后二节间为三毛。"

⑥面微有尘：形容面色灰暗，象蒙有尘土一样。

⑦阳厥：此指足少阳之气厥逆为病。

⑧是主骨所生病者：《类经》十四卷第十注："胆味苦，苦走骨，故胆主骨所生病。又骨为干，其质刚，胆为中正之官，其气亦刚，胆病则失其刚，故病及于骨。凡惊伤胆者骨必软，即其明证。"

⑨马刀侠瘿：系指瘰疬，生在颈项或腋下等部位。

【语译】

胆的经脉，为足少阳经，起于眼下角，上至额角，再向下绕到耳后，沿着颈部，行于手少阳三焦经的前面，至肩上，又交叉行至手少阳三焦经的后面，而进入缺盆；它的支脉，由耳后进入耳内，再回出行向耳前，至眼外角的后方；它的另一条支脉，由眼外角分出，向下行至大迎穴附近，与手少阳三焦经相合，至眼眶下部，再由颊车下颈与前一支脉于缺盆相会合，然后下行至胸中，通过膈膜联络肝脏，入属胆腑，并沿着胁里，向下出于小腹两侧的气街，绕过阴毛边缘，横行入环跳部；它的直行经脉，由缺盆下行向腋，沿胸部经过季肋，与前一条支脉会合于环跳部，再向下沿髀关节的外侧，至膝外侧后，下行于腓骨之前，然后直至外踝上骨的凹陷处，出于外踝之前，又沿着足背，进入足小拇趾与无名趾的中间；它的另一条支脉，由足背行走向足的大拇趾间，沿大拇趾和食趾侧的骨缝之中至大拇趾端，再回转行穿爪甲出于三毛与足厥阴肝经相

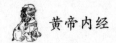

接。足少阳经受外邪侵犯后会发生以下病变：口苦，时常叹气，胸肋部作痛，身体僵直，甚至面色灰暗，肌肤无泽，足外侧发热，称为阳厥。本经所主的骨发生的病证有：额角、下颌、眼外角痛，缺盆中肿痛，腋下肿，马刀侠瘿，汗出，寒战，疟疾；沿经脉所过的胸、胁、髀、膝等外侧，直到胫骨、绝骨、外踝前以及诸关节皆痛，足无名趾拘紧。以上病证，属实证的应用泻下法，属虚证的当用补益法，属热证的须用疾刺法，属寒证的宜用留针法，脉虚而陷下的应用灸法，至于不实不虚的病证，可从本经取治。本经引起的实证，表现在人迎脉比寸口脉大一倍；本经的虚证，则表现在人迎脉反比寸口脉小。

【原文】

肝足厥阴之脉，起于大指丛毛①之际，上循足跗上廉，去内踝一寸，上踝八寸，交出太阴之后，上腘内廉，循股阴②入毛中，环阴器，抵少腹，挟胃属肝络胆，上贯膈，布胁肋，循喉咙之后，上入颃颡③，连目系，上出额，与督脉会于巅；其支者，从目系下颊里，环唇内；其支者，复从肝别贯膈，上注肺。是动则病腰痛不可以俯仰，丈夫癥疝④，妇人少腹肿，甚则嗌干，面尘脱色。是主肝所生病者，胸满呕逆飧泄⑤，狐疝⑥遗溺闭癃。为此诸病，盛则泻之，虚则补之，热则疾之，寒则留之，陷下则灸之，不盛不虚，以经取之。盛者寸口大一倍于人迎，虚者寸口反小于人迎也。

【注释】

①丛毛：位于足大趾二节间，即三毛。

②股阴：即股的内侧。

③颃颡（háng sǎng 航嗓）：《太素》卷八首篇注："喉咙上孔名颃颡。"

④瘭疝：疝气的一种，发病时阴囊肿痛下坠。

⑤飧（sūn 孙）泄：大便稀薄，完谷不化叫飧泄。

⑥狐疝：疝气之一，其证为阴囊时上时下，象狐之出入无常。张子和："狐疝，其状如瓦，卧则入少腹，行立则出少腹入囊中……此疝出入上下，往来正与狐相类也。"

【语译】

肝的经脉，为足厥阴经，起于足的大拇趾丛毛的边缘，并向上沿着足背，到达内踝前一寸处，再至踝骨上八寸处，于足太阴脾经的后方交叉，上行至膝弯内缘，又沿大腿的内侧，进入阴毛中，环绕阴器后上至小腹，夹行于胃的两旁，入属于肝，并联络于胆，然后向上穿过膈膜，散布于胁肋部，沿喉咙的后侧，进入喉咙的上孔，同眼球深处的脉络相联系，与督脉会合于头顶中央；它的支脉，由眼球深处的脉络，向下行于颊部内侧，环绕于口唇内；它的另一条支脉，由肝脏出来，通过膈膜，注入胸中，与手太阴肺经相接。足厥阴经受外邪侵犯后会发生以下病变：腹痛，身体僵硬，男子阴囊肿大，妇女小腹肿胀，甚至咽喉发干，面色灰暗，颜色失泽等。本经所主的肝脏发生的病变有：胸中满闷，呕吐气逆，飧泄，狐疝，遗尿或小便不通等。以上病证，属实证的应用泻下法，属虚证的当用补益法，属热证的须用疾刺法，属寒证的须用留针法，而不实不虚的病证，可从本经取治。本经所致的实证，表现在寸口脉比人迎脉大一倍；本经引起的虚证，则表现在寸口脉比人迎脉小。

【原文】

手太阴气绝，则皮毛焦，太阴者，行气温于皮毛者也，故气不荣则皮毛焦，皮毛焦则津液去，津液去则皮节伤，皮节伤则皮枯毛折，毛折者则气先死，丙笃丁死，火胜金也。

【语译】

如手太阴肺经的脉气衰竭，皮毛就会焦枯。因手太阴肺经，是主行气而滋养皮毛的，所以气不畅调，就会

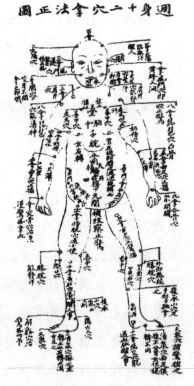

《小儿推拿法》按摩图中的周身十二穴拿法正图

使皮毛干枯，而皮毛干枯也就是津液耗损的表现了，津液耗损就会伤害肌表，肌表既受伤害，便会使爪甲干枯，毫毛脱落，毫毛脱落，就表明气已先死了。这种病证，逢丙日便变得危重，逢丁日便会使人死亡，这是由于肺在五行中属金，丙丁属火，火能胜金的缘故。

【原文】

手少阴气绝，则脉不通，少阴者心脉也，心者脉之合也，脉不通则血不流，血不流则髦色不泽，故其面黑如漆柴者，血先死，壬笃癸死，水胜火也。

【语译】

如手少阴心经的脉气衰竭，其脉道的运行就不通畅。脉道运行不通畅，血液就不周流，血不周流，就会使头发干枯，面色黑瘦如漆柴，也就说明血脉先死了。这种病证，逢壬日变得危重，逢癸日便会致人死亡，这是由于心在五行中属火，壬癸属水，水能胜火的缘故。

【原文】

足太阴气绝，则脉不荣其口唇，口唇者肌肉之本也，脉不荣则肌肉软，肌肉软则舌萎人中满，人中满则唇反，唇反者肉先死，甲笃乙死，木胜土也。

【语译】

如足太阴脾经的脉气衰竭，则经脉就不能滋养肌肉。

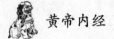

而唇舌是肌肉的根本，经脉不能营养肌肉，就会使肌肉松软，肌肉松软，便会导致舌体萎缩、人中部肿满；而人中部肿满，就会使口唇外翻，口唇外翻即是肌肉先死的征象。这种病证，逢甲日变得危重，逢乙日便会使人死亡。这是由于脾在五行中属土，甲乙属木，木能胜土的缘故。

【原文】

足少阴气绝，则骨枯，少阴者冬脉也，伏行而濡骨髓者也，故骨不濡则肉不能着骨也，骨肉不相亲则肉软却①，肉软却故齿长而垢，发无泽，发无泽者骨先死，戊笃己死，土胜水也。

【注释】

①却：短缩之意。

【语译】

如果足少阴肾经的经气衰竭，人就会骨骼枯萎。由于足少阴肾经是对应冬季的经脉，它穿行于人体深处滋养骨髓，因此如果足少阴肾的经气衰竭，人体的骨髓就会因为得不到滋养而枯槁。随着骨髓的枯槁，肌肉也就无法再依附于骨髓。骨、肉分开无法相连，肌肉就会松弛、缩短。肌肉松弛、缩短，人就会出现牙齿看起来相对变长且满是污垢，头发丧失光泽等病状。如果病人出现了头发干枯无光泽的症状，就说明其骨骼已经衰败了。此病，遇戊日病情便加剧，遇己日病人便死亡同。原因是戊、己属土，肾属水，而土能克水。

【原文】

足厥阴气绝，则筋缩引卵与舌，厥阴者肝脉也，肝者筋之合也，筋者聚于阴器，而脉络于舌本也，故脉弗荣则筋急，筋急则引舌与卵，故唇青舌卷卵缩则筋先死，庚笃辛死，金胜木也。

【语译】

如足厥阴肝经的脉气衰竭，就会使筋脉挛急，并牵引睾丸和舌。这是因为足厥阴经是属于肝脏的脉，肝脏外合于筋，与各经的经筋聚合在阴器，并向上与舌根相联系的原因。也就会出现唇青舌卷、睾丸上缩的症状。这便是筋已先死的征象。这种病症，逢庚日变得危重，逢辛日便会使人死亡。这是由于肝在五行中属木，庚辛属金，金能胜木的缘故。

【原文】

五阴气俱绝，则目系转，转则目运，目运者为志先死，志先死则远一日半死矣。六阳气俱绝，则阴与阳相离，离则腠理发泄，绝汗①乃出，大如贯珠，转出不流，即气先死，故旦占②夕死，夕占旦死，此十二经之败也。

【注释】

①绝汗：《素问》诊要经终论王注："绝汗，谓汗暴

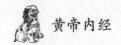

出，如珠而不流，旋复干也"。

②占：有予示之意。

【语译】

如五脏的阴经脉气都衰竭了，就会使目系旋转，目系转动便使人感到眼晕，而眼晕便是五志先死的危象，五志既然失去，那么人在一天半内必然会死亡。若六脏阳经的脉气都衰竭，就会使阴阳分离，而阴阳分离，以致皮肤不固，精气外泄，就必然暴出大如串珠、凝而不流的绝汗。如在早上出现这种危象，则当夜必死；在夜间出现这种危象，次日早上必死。

【原文】

经脉十二者，伏行分肉①之间，深而不见；其常见者，足太阴过于内踝之上，无所隐故也。诸脉之浮而常见者，皆络脉也。六经络手阳明少阳之大络②，起于五指间③，上合肘中。饮酒者，卫气先行皮肤，先充络脉，络脉先盛，故卫气已平④，营气乃满，而经脉大盛。脉之卒然动者，皆邪气居之，留于本末；不动则热，不坚则陷且空，不与众同，是以知其何脉之病也。

【注释】

①分肉：《类经》七卷第六注："分肉，言肉中之分理也"。

②大络：指较大的络脉。

③五指间：言手阳明、少阴二经络脉络于大指、食指、中指、无名指及小指间。

④平：此处作盛满解，如《类经》七卷第六注："平，犹潮平也，即盛满之谓。"

【语译】

十二经脉，隐伏在体内而通行于骨肉之间，深不可视。其经常可以见到的，只是足太阴脾经在经过内踝之上时，无所隐蔽的缘故。凡是浮露在浅表而经常可以见到的，都是络脉。在手足六经的络脉中，手阳明大肠经，手少阳三焦经的大络，分别起于手的五指之间，向上合于肘中。饮酒的人，其酒气随着卫气行于皮肤，先充溢络脉，使络脉满盛，而卫气盛满后，营气也会满盛，那么经脉就很充盛了。如人的经脉突然充盛，发生异常变化，就表明有邪气留在经脉之中；若邪气留在脉中，聚而不动，就可以化热；如络脉不显坚实，就说明邪气已深陷经脉，并且经气已虚空，不同于一般情况，也就可知道是哪条经脉受邪而发生异常了。

【原文】

雷公曰：何以知经脉之与络脉异也？黄帝曰：经脉者常不可见也，其虚实也以气口知之，脉之见者皆络脉也。

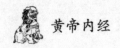

黄帝内经

【语译】

雷公问：经脉和络脉的不同处在哪里呢？黄帝说：经脉在正常情况下是看不到的，它的虚实情况，可以从气口脉诊察测知，凡是能看到的，都是络脉。

【原文】

雷公曰：细子①无以明其然也。黄帝曰：诸络脉皆不能经大节②之间，必行绝道③而出，入复合于皮中，其会皆见于外，故诸刺络脉者，必刺其结上④，甚血者虽无结，急取之以泻其邪而出其血，留之发为痹也。

【注释】

①细子：自谦之语，犹言"小子"。

②大节：即大骨节。

③绝道：与纵经相横截的路径。

④结上：络脉有血液聚结之处。

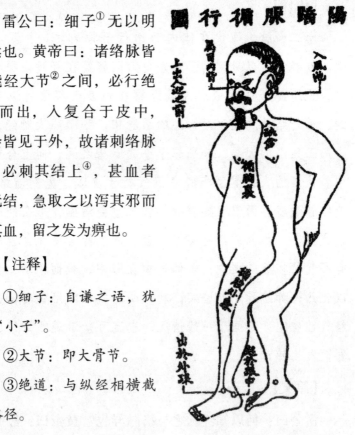

清代陈惠畴《经脉图考》奇经图中的阳跷脉循图

1018

【语译】

雷公说：我仍然不明了

这种区别。黄帝说：所有络脉都不能经过大的骨节，而必走行于与纵经相横截的路径，才能出于外，然后再入皮中，起着贯穿流通的作用，共同会合后，都显现在外面，因此，凡针刺各络脉时，必须刺在络脉有血聚结之处，若其邪血较甚，虽无聚结之象，也应急刺络脉，放出恶血，以泻其邪，不然的话，邪血留结不去，会发为痹证。

【原文】

凡诊①络脉，脉色青则寒且痛，赤则有热。胃中寒，手鱼之络多青矣；胃中有热，鱼际络赤，其鱼黑者，留久痹也；其有赤有黑有青者，寒热气也。凡刺寒热者皆多血络，必间日而一取之，血尽而止，乃调其虚实，其小而短者少气，甚者泻之则闷，闷甚则仆不得言，闷则急坐之也。

【注释】

①诊：此处作察视解。

【语译】

凡是察看络脉的病变时，如脉现青色，就为寒邪凝滞并有疼痛的征象；如脉现赤色，就是有热的征象。胃里有寒，则手鱼部的络脉多现青色；胃里有热，那么鱼际部的

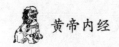

络脉就会出现赤色，而鱼际部络脉出现黑色的，就说明患有日久不愈的痹病。如兼有赤、黑、青三色，则是寒热错杂的病变。凡是针刺或热或寒的病变时，都应多刺血络，并须隔日一刺，直至瘀血泻尽为止，然后再察明病证的虚实。如脉现青色而脉象短小，则表明元气衰少，若过用泻法，就会使病人感到心里闷乱，不能自持而跌倒，不能说话。对这种出现情况的病人，应赶快扶他坐下，以平心静体。

【原文】

手太阴之别①，名曰列缺，起于腕上分间②，并太阴之经直入掌中，散入于鱼际。其病实则手锐③掌热，虚则欠㰦，小便遗数，取之去腕一寸半，别走阳明也④。

【注释】

①别：与"络"同义。马莳："夫不曰络而曰别者，以此穴由本经而别走邻经也"。

②分间：肉分之间。

③手锐：手掌后小指侧的高骨。

④别走阳明也：《类经》七卷第五注："……此太阴之络，别走阳明，而阳明之络曰偏历，亦入太阴，以其相为表里，故互为注络以相通也。他经皆然"。

【语译】

手太阴肺经的另出络脉，为列缺。起于腕上分肉之间，与手太阴经并行，并直入手掌内侧，散布于鱼际处。如此络脉发生病变，属实证的，腕上的锐骨部和手掌部就会出现发热的症状；属虚证的，就会出现张口呵欠，小便失禁或频数的现象。治疗以上病证时，可取腕后一寸半的列缺穴。本络由此另行向手阳明大肠经。

【原文】

手少阴之别，名曰通里，去腕一寸，别而上行，循经入于心中，系舌本，属目系。其实则支膈①，虚则不能言，取之腕后一寸，别走太阳也。

【注释】

①支膈：胸膈间有支撑不舒的感觉。

【语译】

手少阴心经的另出络脉，为通里。起于腕上一寸处，另向上行，循着本经经脉注入咽中，系于舌根再上行连于目系。如通里发生病变，属实证的，就会出现胸膈支撑不舒的情况；属虚证的，就会表现为不能言语。治疗这些病证，取腕后一寸的通里穴。本络由此另行向手太阳小肠经。

【原文】

手心主之别，名曰内关，去腕二寸，出于两筋之间别走少阳，循经以上，系于心包，络心系。实则心痛，虚则

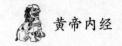

为烦心，取之两筋间也。

【语译】

手厥阴心包经的别出络脉，为内关。起于腕上二寸处，由两筋中间另出，并循着本经经脉上行，系于心包络及心系。如内关发生病变，属实证的，就会出现心痛的症状；属虚证的，就会出现心中烦乱的情况。治疗这些病证，可取腕上二寸两筋之间的内关穴。

【原文】

手太阳之别，名曰支正，去腕五寸，内注少阴；其别者，上走肘，络肩髃。实则节弛肘废，虚则生肬①，小者如指痂疥②，取之所别也。

【注释】

①肬：同疣，系皮上赘肉。

②小者如指痂疥：《灵枢识》简按："此谓肬之多生，如指间痂疥也。"

【语译】

手太阳经的别出络脉，名叫支正，它起于腕上外侧五寸，向内注于手少阴心经；其别出向上过肘，络于肩髃穴。如果络脉发病，邪实的是骨节弛缓，肘关节萎废不能运动，正虚的是气血不行，皮上生赘肉，所生赘肉之多如指间痂疥一样，治疗时，取本经别出的络穴支正。

【原文】

手阳明之别，名曰偏历，去腕三寸，别走太阴；其别者，上循臂，乘肩髃，上曲颊偏齿；其别者，入耳合于宗脉。实则龋聋，虚则齿寒痹隔②，取之所别也。

【注释】

①宗脉：指分布在耳、眼等器官由很多经脉汇聚而成的主脉或大脉。口问篇说："耳者，宗脉之所聚也。"

②痹隔：形容膈间闭塞不畅。

【语译】

手阳明大肠经的另出络脉，为偏历。起于腕上三寸处，另行而注入手太阳经络。它的另一条别出的脉，沿臂上行至肩部，再上至曲颊，偏络于齿根；还有一条别出的脉，行入耳中，与手太阳、手少阳、足少阳、足阳明四脉会合。如支正发生病变，属实证的，就会出现龋齿、耳聋的症状；属虚证的，就会出现牙齿发冷，膈间闭阻的情况。对这些病证，可取治本经别出的偏历穴。

【原文】

手少阳之别，名曰外关，去腕二寸，外臂，注胸中，合心主。病实则肘挛，虚则不收，取之所别也。

【语译】

手少阳经的别出络脉，名叫外关，它起始于腕上二寸

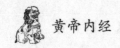

处，向外绕行于臂部，再上行注于胸中与手厥阴心包经相会合。如果络脉发病，邪实的是肘关节拘挛，正虚的是肘部弛缓不收，治疗时，取本经别出的络穴外关。

【原文】

足太阳之别，名曰飞阳，去踝七寸，别走少阴。实则鼽窒①头背痛；虚则鼽衄，取之所别也。

【注释】

①鼽窒：鼻塞不通。

【语译】

足太阳经的别出络脉，名叫飞阳，它起于外踝上七寸处，别行走入足少阴经。如果络脉发病，邪实的出现鼻塞不通，头背部疼痛，正虚的出现鼻塞流涕或出血，治疗时，取本经别出的络穴飞阳。

【原文】

足少阳之别，名曰光明，去踝五寸，别走厥阴，并经下络足跗。实则厥，虚则痿躄①，坐不能起，取之所别也。

【注释】

①痿躄：下肢痿软无力不能行走。

【语译】

足少阳胆经的另出络脉，为光明。起于外踝上五寸处，另行而进入足厥阴肝经的经络，再向下绕行后络于足背之上。如光明发生病变，属实证的，就会出现厥逆的症状；属虚证的，就会出现下肢痿软无力，难以行走，坐而不能站立的情况。对这些病证，可取治本经别出的光明穴。

【原文】

足阳明之别，名曰丰隆，去踝八寸，别走太阴；其别者，循胫骨外廉，上络头项，合诸经之气，下络喉嗌。其病气逆则喉痹瘁瘖①，实则狂巅，虚则足不收，胫枯，取之所别也。

【注释】

①瘁瘖：突然失音。

【语译】

足阳明胃经的另出络脉，为丰隆。起于外踝上八寸处，另行而入足太阴脾经的经络；它的别出之脉，沿着胫骨的外缘，上行而络于头项，与其它诸经会合，再向下绕络于咽喉。如本经络发生病变，就会引起气机上逆，进而喉中肿胀闭塞，突然失音。属实证的，就会出现神志失常，癫狂发作的症状；属虚证的，就会出现足缓不收，胫部肌肉枯萎的情况。对这些病证，可取治本经别出的丰隆穴。

【原文】

足太阴之别，名曰公孙，去本节之后一寸，别走阳

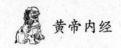

明；其别者，入络肠胃。厥气上逆则霍乱①，实则腹中切痛，虚则鼓胀，取之所别也。

【注释】

①厥气上逆则霍乱：《类经》七卷第五注"厥气者，脾气失调而或寒或热，皆为厥气。逆而上行则为霍乱。本经入腹属脾络胃，故其所病如此。"

【语译】

足太阴脾经的另出络脉，为公孙。起于足的大拇趾节后一寸处，再另行进入足阳明胃经的经络。它的另行之脉，上行后入腹络于肠胃。如本经络发生的病变，就会厥气上逆而致霍乱。属实证的，就会出现腹中痛如刀割的症状；属虚证的，就会出现腹胀如鼓的情况。对这些病证，可取治本经别出的公孙穴。

【原文】

足少阴之别，名曰大锺，当踝后绕跟，别走太阳；其别者，并经上走于心包，下外贯腰脊。其病气逆则烦闷，实则闭癃，虚则腰痛，取之所别者也。

【语译】

足少阴肾经的另出络脉，为大钟。起于内踝之后，绕足根而至足外踝侧，再另行进入足太阳膀胱经。它的另一条别出络，与本经并行，行于心包络下，再向外贯穿腰脊之间。如本经络发生病变，就会导致气逆烦闷。属实证的，表现为小便不通；属虚证的，表现为腰痛。对这些病症，可取治本经的络穴大钟。

【原文】

足厥阴之别，名曰蠡沟，去内踝五寸，别走少阳；其别者，循经上睾，结于茎。其病气逆则睾肿卒疝，实则挺长，虚则暴痒，取之所别也。

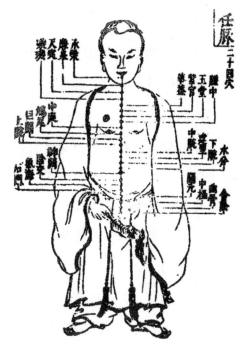

明代张介宾

《类经图翼》经穴图之任脉图

【语译】

足厥阴肝经的另出络脉，为蠡沟。起于内踝上五寸处，另行进入足少阳胆经的络脉；它的别行之脉，经过胫部上行至睾丸处，归结在阴茎。如蠡沟发生病变，使经气上逆，就会引起睾丸肿大突发疝痛。属实证的，则阴茎勃起而长；属虚证的，阴部就会暴痒。对这些病证，可取治本经别出的蠡沟穴。

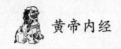

【原文】

任脉之别，名曰尾翳，下鸠尾，散于腹。实则腹皮痛，虚则痒搔，取之所别也。

【语译】

任脉的另出络脉，为尾翳。起于鸠尾骨尖下面，向下散于腹部。如本经络发生病变，属实证的，就会感到腹部皮肤疼痛；属虚证的，就会感觉腹部皮肤瘙痒。对这些病证，可取治本经别出的尾翳穴。

【原文】

督脉之别，名曰长强，挟膂上项，散头上，下当肩胛左右，别走太阳，入贯膂。实则脊强，虚则头重，高摇之，挟脊之有过者，取之所别也。

【语译】

督脉的另出络脉，为长强。挟脊上行到颈部，散于头上，又向下行于左肩胛的骨部，另行进入足太阳膀胱经的经络，并深入贯穿脊柱两旁的肌肉。如本经络发生的病变，属实证的就会出现脊柱强直，不能俯仰的症状；属虚证的，就会感到头部沉重，摇晃不宁。这是由于长强病变引起的。对以上病证，可取治本经的长强穴。

【原文】

脾之大络，名曰大包，出渊腋①下三寸，布胸胁。实则身尽痛，虚则百节尽皆纵，此脉若罗络之血者，皆取之脾之大络脉也。

【注释】

①渊腋：穴名，在腋下三寸，属足少阳胆经，而大包穴在腋下六寸，故"渊腋下三寸"实指大包穴的部位。

②罗络之血者：《类经》七卷第五注："罗络之血者，言此大络，包罗诸络之血"。

【语译】

脾脏的大络，为大包。起于渊腋穴下三寸处，散布于胸胁。如本经络发生病变，属实证的，就会感到全身疼痛；属虚证的，则全身关节缓纵无力。大包像网罗般绕络全身，统诸络脉之血。对这些病证，可取治本经别出的大包穴。

【原文】

凡此十五络者，实则必见，虚则必下，视之不见，求之上下，人经不同，络脉异所别也。

【语译】

以上十五络脉，如邪气实则血满脉中而明显可见，正气虚则脉络陷下而藏伏。如果脉络不易看见，就应该在络脉的上下诸穴寻求。由于每个人的经脉不同，故络脉也一定有所差异。

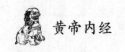

经别第十一

【题解】

本篇介绍十二经脉别出之支脉的循行路线，与所属脏腑、相表里脏腑之间的联系等。"经别"，其实就是十二经脉之别道而行的部分，其循行的路线不仅部位深而且距离长——由四肢深入内脏，再由内脏出于头颈。因为本篇主要阐述了经别的出入离合及其走行的路线，所以篇名叫做"经别"。

【原文】

黄帝问于岐伯曰：余闻人之合于天道也，内有五藏，以应五音、五色、五时、五味、五位也；外有六府，以应六律①，六律建阴阳诸经，而合之十二月、十二辰、十二节、十二经水②、十二时③、十二经脉者，此五藏六府之所以应天道。夫十二经脉者，人之所以生，病之所以成，人之所以治，病之所以起。学之所始，工之所止也；粗之所易，上之所难也。请问其离合出入奈何？岐伯稽首再拜曰：明乎哉问也！此粗之所过，上之所息也。请卒言之。

足太阳之正④，别④入于腘中；其一道下尻五寸，别入于肛，属于膀胱，散之肾，循膂，当心入散；直者，从膂上出于项，复属于太阳。此为一经也。足少阴之正，至腘中，别走太阳而合，上至肾，当十四椎，出属带脉；直者，系舌本，复出于项，合于太阳。此为一合。或以诸阴之别，皆为正也。

足少阳之正，绕髀，入毛际，合于厥阴；别者，入季胁之间，循胸里，属胆，散之肝，上贯心，以上挟咽，出颐颔中，散于面，系目系，合少阳于外眦也。足厥阴之正，别跗上，上至毛际，合于少阳，与别俱行。此为二合也。

足阳明之正，上至髀，入于腹里，属胃，散之脾，上通于心，上循咽出于口，上頞𩠲，还系目系，合于阳明也。足太阴之正，上至髀，合于阳明，与别俱行，上结于咽，贯舌中。此为三合也。

手太阳之正，指地⑤，别于肩解，入腋，走心，系小肠也。手少阴之正，别入于渊腋两筋之间，属于心，上走喉咙，出于面，合目内眦。此为四合也。

手少阳之正，指天⑥，别于巅，入缺盆，下走三焦，散于胸中也。手心主之正，别下渊腋三寸，入胸中，别属三焦，出循喉咙，出耳后，合少阳完骨之下。此为五合也。

手阳明之正，从手循膺乳，别于肩髃，入柱骨，下走大肠，属于肺，上循喉咙，出缺盆，合于阳明也。手太阴之正，别入渊腋少阴之前，入走肺，散之大肠，上出缺

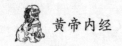

盆，循喉咙，复合阳明。此六合也。

【注释】

①六律：我国古代音乐的律制。相传黄帝时，截竹为筒，每筒长度不同，声音也有清浊高下之分，以此校定各乐器的音调。竹筒共十二个，其音自低而高，依次名为黄钟、大吕、太簇、夹钟、姑洗、仲吕、蕤宾、林钟、夷则、南吕、无射、应钟，称为十二律，其奇数为阳，称为律，偶数为阴，称为吕，故又称六律六吕，简称律吕。

②十二经水：见《经水》篇。

③十二时：一昼夜划分为十二时，名称是夜半、鸡鸣、平旦、日出、食时、隅中、日中、日映、晡时、日入、黄昏、人定。

④正、别：正，正经；别，分道而行。指经别是十二经脉循行路径之外，别道而行的部分，虽与本经循行路线不同，但仍属正经，并非支络。《经脉》篇所说诸经之别的"别"字，是指本经所属的贯通阴阳、相互灌注的络穴，与本篇之"别"意义完全不同。

⑤指地：地，是向下的意思。指地，是指手太阴小肠经别行的正经，是自上而下行的。

⑥指天：天，是形容在上。指天，是指手少阳三焦经别行的正经，是从头顶中开始的。

【语译】

黄帝问于岐伯说：我听说人与自然界的事物是相应的，人体内有五脏，以应五音、五色、五时、五味、五位；外有六腑，以应六律，六律有阴律和阳律以应人之阴阳诸经，并应合于十二月、十二辰、十二节、十二经水、十二时、十二经脉，这就是五脏六腑与自然界事物相应的情况。十二经脉是人体结构的重要组成部分，人体之所以能维持健康，疾病之所以能治愈，都与它密切相关。所以学医的人一开始就应该从有关经脉的理论学起，医生掌握了它技术才算全面。粗率的医生认为很容易学懂它，而高明的医生却认为要真正精通它还是比较困难的。请你谈谈经脉在人体是怎样离合出入的？岐伯很恭敬地回答说：您问的真细致呀，这是粗率的医生容易忽略的问题，只有高明的医生才会认真地钻研它，请让我详细地谈谈它吧。

足太阳经脉别出而行的正经，一道入于腘窝中；另一道至尻下五寸处，别行入于肛门，向内行于腹中属于膀胱本腑，再散行至肾脏，沿着脊柱两旁的肌肉上行，行至当心脏的部位入内而散；其直行的，从脊柱两旁的肌肉上行出于项部，复属于足太阳本经经脉。这是足太阳经脉别行的一经。足少阴经脉别出而行的正经，到达腘窝中，别出一脉与太阳经相合并，上行至肾脏。在十四椎处外出而联属带脉；其直行的，从肾上行，系于舌根，复出绕行于项

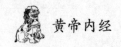

部，与足太阳相合。这是阴阳表里相配的第一合。或以诸阴经的经别与诸阳经的经别相互配合，都称为别出的正经。

足少阳经脉别出而行的正经，上行绕于髀部而入阴毛处，与足厥阴经脉合并，其别行的一脉，入季胁之间，沿胸里入属本经胆腑，散行到肝脏，向上贯入心脏，然后挟咽喉两旁，出于腮部及下巴颏中，散布于面，联于目系，与足少阳本经会合于外眼角。足厥阴经脉别出而行的正经，从足背别出，上行到阴毛处，与足少阳别行的正经相合，向上偕行。这是阴阳表里相配的第二合。

足阳明经脉别出而行的正经，上行至髀部，深入于腹内，属于本经胃腑，散行至脾脏，上通于心脏，上行沿咽部出于口，再上行至鼻梁及眼眶下方，联系于目系，与足阳明本经相合，足太阴经脉别出而行的正经亦上行至髀部，与足阳明经别行的正经相合，再向上偕行。上络于咽喉部，通于舌中。这是阴阳表里相配的第三合。

手太阳经脉别出而行的正经，其循行是自上而下的，从肩后骨缝别行入于腋下，走入心脏，下行系于小肠本腑。手少阴经脉别出而行的正经，别行走入腋下三寸足少阳经渊腋穴处的两筋之间，入属于本脏，上走喉咙，出于面部，与手太阳经的一条支脉会合于内眼角。这是阴阳表里相配的第四合。

手少阳经脉别出而行的正经，其循行是从人体最高处的巅顶，别入于缺盆，下走三焦本腑，散行于胸中的。手厥阴心包经脉别出而行的正经，别出于渊腋下三寸处，入于胸中，别行联属于三焦，出而上行，沿喉咙出于耳后，与手少阳三焦经会合于完骨的下方。这是阴阳表里相配的第五合。

手阳明经脉别出而行的正经，从手上行至侧胸、乳部之间，别行于肩髃穴处，入于大椎，而后向下走入大肠本腑，向上联属于肺脏，再向上沿喉咙，出于缺盆，与手阳明本经相合。手太阳经脉别出而行的正经，别出入于渊腋部手少阴经之前，入肺之本脏，散行于大肠，上行出于缺盆，沿喉咙，再与手阳明经相会合。这是阴阳表里相配的第六合。

经水第十二

【题解】

本篇运用古代版图上清、渭、海、湖、汝、渑、淮、漯、江、河、济、漳十二条河流的大小、深浅、广狭、长短来比喻人体中十二经脉各自不同的气血运行状况。因为本篇主要介绍了十二经和十二水的相互配合情况，并进而分述了手足阴阳各经最适当的进针深度和留针时间，所以

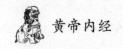

篇名叫做"经水"。

【原文】

黄帝问于岐伯曰：经脉十二者，外合于十二经水①，而内属于五脏六府。夫十二经水者，其有大小、深浅、广狭远近各不同，五脏六府之高下、小大，受谷之多少亦不等，相应奈何？夫经水者，受水而行之；五脏者，合神气魂魄而藏之；六府者，受谷而行之，受气而扬之；经脉者，受血而营之。合而以治奈何？刺之深浅，灸之壮数，可得闻乎？岐伯答曰：善哉问也！天至高，不可度，地至广，不可量，此之谓也。且夫人生于天地之间，六合②之内，此天之高，地之广也，非人力之所能度量而至也。若夫八尺之士③，皮肉在此，外可度量切循而得之，其死可解剖而视之，其脏之坚脆，府之大小，谷之多少，脉之长短，血之清浊，气之多少，十二经之多血少气，与其少血多气，与其皆多血气，与其皆少血气，皆有大数。其治以针艾，各调其经气，固其常有合乎？

【注释】

①经水：《类经》九卷第三十三注："经水者，受水而行于地也。人之五脏者，所以藏精神魂魄者也。六腑者，所以受水谷，化其精微之气，而布扬于内外者也。经脉犹如江河也，血犹水也，江河受水而经营于天下，经脉受血而运行于周身，合经水之道以施治，则其源流远近固

1036

自不同，而刺之浅深，灸之壮数，亦当有所辨也。"十二经水是指清、渭、海、湖、汝、渑、淮、漯、江、河、济、漳等十二水。

②六合：指上下前后左右六方。

③八尺之士：八尺是指人体的长度。八尺之士是泛指人体而言。《周礼》考工记云："人长八尺。"《灵枢识》按："据本经《骨度篇》，人长其实七尺五寸，而泛言其修，或云七尺，或云八尺，举其大概耳。"

【语译】

黄帝问岐伯：人体的十二经脉，外合于地面上十二条河流，内连于五脏六腑。这十二条河流，每条的大小、深浅、宽窄和远近各不相同，五脏六腑也有位置上下、形体大小和容纳饮食多少的不同，那么两者的关系如何呢？江河收纳地面

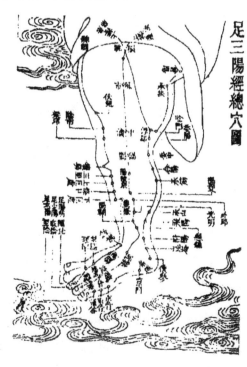

清代吴谦等人所撰《医宗金鉴》中的足三阳经总穴图

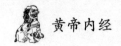
的水而流行各地；五脏藏神气、魂魄等精神活动而表现于外；六腑受纳水谷由上向下传导变化，汲取水谷精微之气输送布扬于全身内外；经脉受纳血液营灌全身百脉。把以上这些情况相应地配合起来，运用在治疗上是怎样的呢？针刺的深浅，施灸壮数的多少能说给我听吗？岐伯回答说：你问得很好。天的高度难以计算，地的广度也难以度量，人虽生活在天地之间，六合之内，但对于天的高度，地的广度，用人力也不能度量准确。对活着的人，从外部测量皮肉或用手指摸索身体各部位，是可以知道它的尺度的。对于死人，通过解剖观察五脏的坚脆、六腑的大小，纳谷的数量，脉道的长短，血液的清浊，十二经是多血少气，是少血多气，是气血皆多，还是气血皆少等情况，都可以找出一定的数字。人体运用针刺艾灸治病，调理经气时，刺入的深浅，手法的轻重，艾炷的大小、多少，也都有一定规律。

【原文】

黄帝曰：余闻之，快于耳，不解于心①，愿卒闻之。岐伯答曰：此人之所以参天地而应阴阳也，不可不察。足太阳外合于清水，内属于膀胱，而通水道焉。足少阳外合于渭水，内属于胆。足阳明外合于海水，内属于胃。足太阴外合于湖水，内属于脾。足少阴外合于汝水，内属于肾。足厥阴外合于渑水，内属于肝。手太阳外合于淮水，内属于小肠，而水道出焉。手少阳外合于漯水，内属于三焦。手阳明外合于江水，内属于大肠。手太阴外合于河水，内属于肺。手少阴外合于济水，内属于心。手心主外合于漳水，内属于心包。凡此五脏六腑十二经水者，外有源泉而内有所禀，此皆内外相贯，如环无端，人经亦然。故天为阳，地为阴，腰以上为天，腰以下为地。故海以北者为阴，湖以北者为阴中之阴，漳以南者为阳，河以北至漳者为阳中之阴，漯以南至江者为阳中之太阳②，此一隅之阴阳也，所以人与天地相参也。

【注释】

①快于耳，不解于心：《太素》卷五十二水注："快于耳，浅知也；解于心，深识也。"不解于心，即不通透彻地了解。

②海以北者为阴，湖以北者为阴中之阴，漳以南者为阳，河以北至漳者为阳中之阴，漯以南至江者为阳中之太阳：《类经》九卷第三十三注："海合于胃，湖合于脾，脾胃居于中州，腰之分也。海以北者为阴，就胃腑言，自胃而下，则小肠胆与膀胱皆属腑，居胃之北而为阴也。湖以北者为阴中之阴，就脾脏言，自脾而下，则肝肾皆属脏，居脾之北，而为阴中之阴也。腰以上者，如漳合于心主，心主之上，惟心与肺，故漳以南者为阳也。河合于肺，肺之下亦惟心与心主，故河以北至漳者为阳中之阴

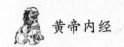

也。凡此皆以上南下北言阴阳耳。然更有其阳者，则脏腑之外为三焦，三焦之外为皮毛，本脏篇曰：肺合大肠，大肠者皮其应。今三焦合于漯水，大肠合于江水，故曰漯以南至江者，为阳中之太阳也。"

【语译】

黄帝说：你以上说的这些道理，乍听起来很清楚，但心里仍不能透彻地理解，希望你能再详细地说一说。岐伯说：这是人所以能够与天地阴阳相适应的道理，是不可不知的。足太阳经在外与清水相配合，在内联属于膀胱本腑而与全身运行水液的道路相通；足少阳经在外与渭水相配合在内联属于胆腑；足阳明经在外与海水相配合，在内联属于胃腑；足太阴经在外与湖水相配合，在内联属于脾脏；足少阴经在外与汝水相配合，在内联属于肾脏；足厥阴经在外与渑水相配合，在内联属于肝脏；手太阳经在外与淮水相配合，在内联属于小肠，小肠腑受盛胃的水液，经泌别清浊下入膀胱，膀胱为水腑，受气化而出，故通调水道；手少阳经在外与漯水相配合，在内联属于三焦；手阳明经在外与江水相配合，在内联属于大肠；手太阴经在外与河水相配合在内联属于肺脏；手少阴经在外与济水相配合，在内联属于心脏；手厥阴经在外与漳水相配合，在内联属于心包络。以上所说的五脏六腑，好象十二经水一样，外有源泉，内有所禀，这都是内外相互贯通，如圆环一样无有尽头，人的经脉在体内循行不止，也是如此。天轻清在上属阳，地重浊在下属阴。对人体来说，腰以上象天属阳，腰以下象地属阴。若按脏腑部位，以上下南北分阴阳应经水的话，海水象胃，湖水象脾，脾胃居中；小肠胆与膀胱，居胃之北（下）为阴；肝、肾居脾之北（下）而为阴中之阴。腰以上者为阳，如漳水象心主，心主之上是心肺，所以说漳水以南（上）至漳水为阳中之阴。从内外来说，脏腑之外为三焦，三焦之外为皮毛，三焦象漯水，大肠象江水（大肠与肺相合，肺主皮毛），所以说漯水以南（上）至江水者（指脏腑外围至皮毛的部位），为阳中之太阳，这仅是举一隅的阴阳，说明人与天地相应的意义。

【原文】

黄帝曰：夫经水之应经脉也，其远近浅深，水血之多少各不同，合而以刺之奈何？岐伯答曰：足阳明，五脏六腑之海也，其脉大血多，气盛热壮，刺此者不深费散，不留不泻也。足阳明刺深六分，留十呼①。足太阳深五分，留七呼。足少阳深四分，留五呼。足太阴深三分，留四呼。足少阴深三分，留三呼。足厥阴深一分，留二呼。手之阴阳，其受气之道近，其气之来疾，其刺深者皆无过二分，其留皆无过一呼②。其少长大小肥瘦，以心撩之③，命曰法天之常。灸之亦然。灸而过此者得恶火，则骨枯脉

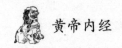

涩；刺而过此者，则脱气。

【注释】

①留十呼：《类经》九卷第三十三注："出气曰呼，入气曰吸，曰十呼，七呼之类，则吸在其中矣，盖一呼即一息也。但刺有补泻之异，呼吸有先后之分。故凡用泻者，必候病者之吸而入针，再吸转针，候呼出针；凡用补者，必因其呼而入针，再呼转针，候吸出针。故针赋曰：补者先呼后吸，泻者先吸后呼。正此义也。"呼即呼吸，一呼即呼吸一次这里指呼吸一次所需的时间。

②手之阴阳……其留皆无过一呼：《类经》九卷第三十三注："手之六经皆在于上，肌肉薄而溪谷浅，故刺不宜深。经脉短而气易泄，故留不宜久。"

③以心撩之：撩，与"料"通，是料度的意思。以心撩之，指医者针刺治病时，应该心中有数，因人而异，作适当的处理。

【语译】

黄帝说：自然界的十二经水应于人体的十二经脉，经水与经脉都有远近、深浅及水血多少的不同，如果把两者结合起来，用于针刺治疗是怎样的呢？岐伯回答说：胃受纳水谷，化生精微气血，滋润五脏六腑，所以说足阳明经为五脏六腑之海，其经脉最大而多气多血，其邪气偏盛的，热势必甚，所以刺这一经时，不深刺则邪不能散，不留针则邪气不能泻。足阳明经是多血多气的经脉，针刺六分深，留针时间十呼；足太阳经是多血少气的经脉，针刺五分深，留针时间七呼；足少阳经是少血多气的经脉。针刺四分深，留针时间五呼；足太阴经是多血少气的经脉，针刺三分深，留针时间四呼；足少阴经是少血多气的经脉。针刺二分深，留针时间三呼；足厥阴经是多血少气的经脉，针刺一分深，留针时间二呼。手三阴三阳经脉，均循行人体上半身，它们与输播血气的心肺两脏距离较近，气行迅速，其循行路径的皮肉薄、穴位浅，不宜深刺，经脉短，不宜久留针，刺入的深度，一般不超过二分，留针的时间，一般不超过一呼。但人有老少之分，身体有长短、肥瘦的不同，必须根据具体情况，适当地运用针刺的手法，俟病气去，正气来复，然后出针，这是顺从自然之理，灸法也是如此，如果不能运用这些法则，灸得过度，反损害人体，这是所谓"恶火"，会出现骨髓枯槁，血脉凝涩的病变，针刺过度，会发生脱泄元气的不良后果。

【原文】

黄帝曰：夫经脉之大小，血之多少，肤之厚薄，肉之坚脆，及䐃之大小，可为量度乎？岐伯答曰：其可为度量者，取其中度①也，不甚脱肉而血气不衰也。若失度之人，消瘦而形肉脱者，恶可以度量刺乎。审切循扪按②，视其寒温盛衰而调之，是谓因适而为之真也。

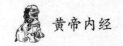

【注释】

①中度：《太素》卷五十二水注："中度者，非唯取七尺五寸以为中度，亦取肥瘦寒温盛衰，处其适者，以为中度"。

②切循扪按：《灵枢识》按："切，谓诊寸口；循，谓循尺肤；盖经脉之大小，肤之厚薄，当寸尺度之；如肉之坚脆，䐃之大小，非一一扪按不能知之，故举此四字，以见其义。

【语译】

黄帝说：人体的经脉有大小，血气有多少，皮肤有厚薄，肌肉有坚脆，块肉也有大小，这些都能度量吗？岐伯回答说：如果度量上述各方面，不是任何人都可以，要选择中等度身材，肌肉不甚消瘦，血气不甚衰弱的人为标准。若是形体消瘦、肌肉脱陷的人，是不能用同一个标准度量针刺的。所以必须通过切、循、扪、按等方法检查，测知脉力的虚实强弱，皮肤的厚薄，肌肉的坚脆，以及经脉气血的寒温盛衰等具体情况，来进行调治，这才称得起根据不同情况施用不同方法，掌握治疗的真正法则了。

卷之四

经筋^① 第十三

【题解】

本篇主要叙述了经筋的循行、发病、病证特点、病名和治疗原则。全文以经筋为主线介绍了经络理论体系中的重要内容，并为经络辨证和辨病的体系提供了重要的理论依据，故篇名为"经筋"。

【原文】

足太阳之筋，起于足小指，上结于踝，邪上结于膝，其下循足外踝，结于踵，上循跟，结于腘；其别者，结于踹外，上腘中内廉，与腘中并上结于臀，上挟脊上项；其支者，别入结于舌本；其直者，结于枕骨，上头，下颜，结于鼻；其支者，为目上网，下结于頄^①；其支者，从腋后外廉，结于肩髃；其支者，入腋下，上出缺盆，上结于完骨；其支者，出缺盆，邪上出于頄。其病小指支跟肿痛，腘挛，脊反折，项筋急，肩不举，腋支缺盆中纽痛^②，不可左右摇。治在燔针劫刺，以知为数，以痛为输。名曰

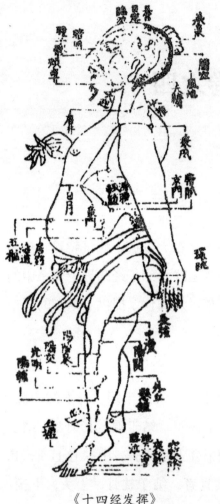

《十四经发挥》

图中的足少阳胆经之图

仲春痹③也。

足少阳之筋，起于小指次指，上结外踝，上循胫外廉，结于膝外廉；其支者，别起外辅骨，上走髀，前者结于伏兔之上，后者结于尻；其直者，上乘䏚季胁，上走腋前廉，系于膺乳，结于缺盆；直者，上出腋，贯缺盆，出太阳之前，循耳后，上额角，交巅上，下走颔，上结于頄；支者，结于目眦为外维④。其病小指次指支转筋，引膝外转筋，膝不可屈伸，腘筋急，前引髀，后引尻，即上乘䏚季胁痛，上引缺盆、膺乳、颈维筋急，从左之右，右目不开，上过右角，并跷脉而行，左络于右，故伤左角，右足不用，命曰维筋相交。治在燔针劫刺，以知为数，以痛为输。名曰孟春痹也。

足阳明之筋，起于中三指，结于跗上，邪外上加于辅骨，上结于膝外廉，直上结于髀枢，上循胁，属脊；其直者，上循骭于，结于膝；其支者，结于外辅骨，合少阳；其直者，上循伏兔，上结于髀，聚于阴器，上腹而布，至缺盆而结，上颈，上挟口，合于頄，下结于鼻，上合于太阳，太阳为目上网，阳明为目下网；其支者，从颊结于耳前。其病足中指支胫转筋，脚跳坚⑤，伏兔转筋，髀前肿，㿉疝，腹筋急，引缺盆及颊，卒口僻，急者目不合，热则筋纵，目不开。颊筋有寒，则急引颊移口，有热则筋弛纵缓不胜收，故僻。治之以马膏，膏其急者，以白酒和桂，以涂其缓者，以桑钩钩之，即以生桑灰⑥置之坎中，高下以坐等，以膏熨急颊，且饮美酒，啖美炙肉，不饮酒者，自强也，为之三拊而已。治在燔针劫刺，以知为数，以痛为输。名曰季春痹也。

足太阴之筋，起于大指之端内侧，上结于内踝；其直者，络于膝内辅骨，上循阴股，结于髀，聚于阴器，上腹结于脐，循腹里，结于肋，散于胸中；其内者，著于脊。其病足大指支内踝痛，转筋痛，膝内辅骨痛，阴股引髀而痛，阴器纽痛，上⑦引脐两胁痛，引膺中脊内痛。治在燔针劫刺，以知为数，以痛为输。命曰仲⑧秋痹也。

足少阴之筋，起于小指之下，并足太阴之筋，邪走内踝之下，结于踵，与太阳之筋合而上结于内辅之下，并太阴之筋而上循阴股，结于阴器，循脊内，挟膂，上至项，结于枕骨，与足太阳之筋合。其病足下转筋，及所过而结者皆痛及转筋。病在此者，主痫瘛及痉，在外者不能俯，在内者不能仰。故阳病者，腰反折不能俯，阴病者不能仰。治在燔针劫刺，以知为数，以痛为输，在内者，熨引饮药。此筋折纽，纽发数甚者，死不治。名曰孟⑨秋痹也。

足厥阴之筋，起于大指之上，上结于内踝之前，上循胫，上结内辅之下，上循阴股，结于阴器，络诸筋。其病足大指支内踝之前痛，内辅痛，阴股痛转筋，阴器不用，伤于内则不起，伤于寒则阴缩入，伤于热则纵挺不收。治在行水清阴气。其病转筋者，治在燔针劫刺，以知为数，以痛为输。命曰季秋痹也。

手太阳之筋，起于小指之上，结于腕，上循臂内廉，结于肘内锐骨之后，弹之应小指之上，入结于腋下；其支者，后走腋后廉，上绕肩胛，循颈，出走太阳之前，结于耳后完骨；其支者，入耳中；直者，出耳上，下结于颔，上属目外眦。其病小指支肘内锐骨后廉痛，循臂阴入腋下，腋下痛，腋后廉痛，绕肩胛引颈而痛，应耳中鸣痛引颔，目瞑良久乃得视，颈筋急则为筋瘘颈肿⑩。寒热在颈者，治在燔针劫刺之，以知为数，以痛为输。其为肿者，复而锐之。名曰仲夏痹也。

手少阳之筋，起于小指次指之端，结于腕，上循臂，结于肘，上绕臑外廉，上肩，走颈，合手太阳；其支者，当曲颊入系舌本；其支者，上曲牙，循耳前，属目外眦，上乘颔，结于角。其病当所过者即支转筋，舌卷。治在燔针劫刺，以知为数，以痛为输。名曰季夏痹也。

　　手阳明之筋，起于大指次指之端，结于腕，上循臂，上结于肘外，上臑，结于髃；其支者，绕肩胛，挟脊；直者，从肩髃上颈；其支者，上颊，结于頄；直者，上出手太阳之前，上左角，络头，下右颔。其病当所过者支痛及转筋，肩不举，颈不可左右视。治在燔针劫刺，以知为数，以痛为输。名曰孟夏痹也。

　　手太阴之筋，起于大指之上，循指上行，结于鱼后，行寸口外侧，上循臂，结肘中，上臑内廉，入腋下，出缺盆，结肩前髃，上结缺盆，下结胸里，散贯贲，合贲下，抵季胁。其病当所过者支转筋，痛甚成息贲，胁急吐血。治在燔针劫刺，以知为数，以痛为输。名曰仲冬痹也。

　　手心主之筋，起于中指，与太阴之筋并行，结于肘内廉，上臂阴，结腋下，下散前后挟胁；其支者，入腋，散胸中，结于贲⑬。其病当所过者支转筋，前及胸痛息贲。治在燔针劫刺，以知为数，以痛为输。名曰孟冬痹也。

　　手少阴之筋，起于小指之内侧，结于锐骨，上结肘内廉，上入腋，交太阴，挟乳里，结于胸中，循贲，下系于

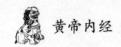

脐。其病内急，心承伏梁，下为肘网。其病当所过者支转筋，筋痛。治在燔针劫刺，以知为数，以痛为输。其成伏梁唾血脓者，死不治。名曰季冬痹也⑭。

经筋之病，寒则反折筋急，热则筋弛纵不收，阴痿不用。阳急则反折，阴急则俯不伸。焠刺者，刺寒急也，热则筋纵不收，无用燔针。

足之阳明，手之太阳，筋急则口目为僻，眦急不能卒视，治皆如右方也。

【注释】

①頄（qú 求）：颧骨。

②纽痛：即牵引性疼痛。

③仲春痹：仲春，农历的二月。古人以十二经分属于一年的十二个月，一年又分春夏秋冬四季，每季三个月又分别以孟、仲、季命名。各个月发生的痹证，就以月份的名称来分别命名。故二月份的痹证称为"仲春痹"。

④外维：指维系目外眦之筋。此支筋由颧部向上斜行而结于眼外角，此筋伸缩，目便可左右盼视。

⑤脚跳坚：指足部有跳动及强硬不适感。

⑥炭：原作"灰"，据《太素》卷十三经筋改。

⑦上：原作"下"，据《太素》卷十三经筋改。

⑧仲：原作"孟"，据《太素》卷十三经筋改。

⑨孟：原作"仲"，据《太素》卷十三经筋改。

⑩筋瘘颈肿：即瘰疬。

⑪曲牙：即通称颊车的牙下骨，因其形曲而向前，故称曲牙，又称曲颊。

⑫颔：在此指颔厌穴处，位在额角发际之后上部。

⑬贲：原作"臂"据《甲乙》卷二第六及《太素》卷十三经筋改。

⑭名曰季冬痹也：此六字原在下节"无用燔针"句后，据《类经·十二经筋痹刺》移此。

【语译】

足太阳膀胱经的筋，起于足的小拇趾，上行并结聚于足的外踝，再斜行向上结聚于膝部；循行于足跗下，沿足外踝的外侧，结聚于足跟，又沿足跟上行而结聚于膝腘内。它另行的一条支筋，结聚于腿肚的外侧，上行进入腘窝的内侧缘，与前一支筋并行，上结于臀部，再上行经过脊柱两旁，至头项；由此分出的支筋，另行入内并结聚于舌根。其直行的支筋，由项上行而结聚于枕骨，再至头顶，然后下至眉上，结聚于鼻的两旁。由鼻分出的支筋，像网络一样围绕而上至眼胞，然后向下结聚于颧骨处；又一支筋，由腋后外侧，上行而结聚于肩穴处；另一条支筋，由腋窝，向上出于缺盆处结聚于耳后完骨部；还有一条支筋，由缺盆部另出，斜行向上出于颧骨部。由本经筋所引起的病证表现为：足小拇趾及足跟疼痛，膝腘部挛

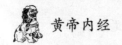
急，脊背反张，项筋发紧，肩不能抬举，腋部牵扯缺盆部辗转疼痛，肩部不能左右摇动。治疗时应用火针速刺疾出的方法。针刺的次数以病情好转为度，以痛处作为针刺的穴位。这种病称为仲春痹。

足少阳胆经的筋，起于足的无名趾端，上行而结聚于外踝，并沿着胫骨外侧，向上结聚于膝部外缘；其支筋，另起于外辅骨，上行至髀部时，分为两支，其行在前面的，结聚于伏兔之上，行在后面的，结聚于尻部；它的直行筋，上行至肋下空软处，再至腋部的前缘，挟胸旁乳部而结聚于缺盆；又一直行筋，向上出于腋部，经过缺盆，行于足太阳经筋的前面，沿着耳后，上抵额面，在头顶上相交，再下行到颔部，然后又向上结聚于颧部；另有一条支筋，结于眼外角，为眼的外维。本经筋所发生的病症表现为：足的无名趾抽筋牵引至膝的外侧，膝关节僵直，膝窝里的筋拘紧，并牵引到前后的髀部和尻部，又向上牵及肋下空软处和软肋部疼痛，再向上牵引缺盆部、胸旁乳部、颈部等处，使所有连结的筋都感到拘急。如果从左侧向右侧维络的筋拘急时，右眼就无法睁开，这是因为本筋上行而过头的右面与跷脉并行的原因，另外左侧的筋与右侧的筋相连结，如左侧的筋受伤，右脚就不能活动。以上现象称为维筋相交。治疗时应采取火针速刺疾出的方法。针刺的次数以病情好转为度，以痛处作为针刺的穴位。这种病称为孟春痹。

足阳明胃经的筋，起于足的中趾，结聚于足背，沿足背的外侧斜行，上行至辅骨，结聚于膝的外侧，再直上而结聚于髀枢，然后沿胁部，联属于脊柱；其直行的一条支筋，向上沿胫骨而结聚于膝部；由此又分出的支筋，在外辅骨相结聚，并与足少阳经的筋相合；其直行的筋，上沿伏兔而结于髀，在阴器相会合，再向上散布于腹部，至缺盆部结聚，然后上沿颈部，挟口而行，至颧部会合后，又向下结聚于鼻部，上与足太阳经的筋相合，足太阳经的筋是上眼胞的纲维，足阳明经的筋是下眼胞的纲维；它的支筋由颊部结聚于耳前。本经筋所发生的病证表现在：足的中趾及胫部抽筋、足部颤动及强硬不适、伏兔部转筋、髀前部肿、阴囊肿大、腹筋拘急，并向上牵引缺盆及颊部，使口角突然歪斜。因受寒而引起筋拘急的，就会令眼闭合；因受热而导致筋驰缓的，就会使眼无法张开。颊筋受寒，就会牵引颊部，使口张开不能闭合；颊筋受热，就会使筋驰缓舒张、无力收缩，以致口角歪斜。治疗时可用马油膏涂擦拘急的面颊，用白酒调和桂末涂抹驰缓的面颊，用桑钩钩住口角，再将桑木炭火，放在地坑中，地坑的深度要与病人坐位的高度相等。然后用马脂温熨拘急的面颊，同时饮点美酒，吃些熏肉之类的美味，就是不会喝酒的人，也要尽量喝一点，并在患处频频按摩。至于治疗患

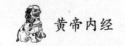

筋病的病人，就应采取火针速刺疾出的方法。针刺的次数，以见效为度，以痛处作为针刺的穴位。这种病称为季春痹。

足太阴脾经的筋，起于足的大拇趾内侧的尖端，上行而结聚于内踝；其直行的一条支筋，向上结聚于膝内辅骨，再沿大腿内缘，于髀部交结后聚会于阴器，又上行至腹部，在脐部相结聚，然后沿着腹里，结聚于胁肋，并散布于胸中；其内部的支筋，附着于脊柱。本经筋所发生的病证表现为：足的大拇趾疼痛牵引至内踝痛，或抽筋痛、膝内辅骨痛、大腿内侧及髀部作痛，阴器有扭转痛感，并向上牵引脐部和两胁作痛，甚至引起胸的两旁和脊内痛。治疗本病时，应采取火针速刺疾出的方法。针刺的次数以见效为度，以痛处作为针刺的穴位。这种病为仲秋痹。

足少阴肾经的筋，起于足小拇趾的下方，与足太阴脾经的筋合并后，沿内踝骨的下方斜行，结聚于足跟，又与足太阳膀胱经的筋相合而上行，结聚于内辅骨下，并在此与足太阴经的筋合并，再沿着大腿的内侧上行，结聚于阴器，然后沿脊内，夹脊柱骨上行至项，结聚于枕骨，与足太阳膀胱经的筋相合。本经筋所发生的病证表现为：足下转筋，以致本经筋所到之处都疼痛、抽筋。病在足少阴经筋的，以痛证、拘挛、痉证为主要症状；病在背侧的不能前俯；病在胸腹侧的不能后仰。所以患阳病则项背拘急，腰向后反折而身体不能前俯；阴病则腹部拘急，身体就不能后仰。治疗本病时，应采取火针速刺疾出的方法。针刺的次数以病情好转为度，以痛处作为针刺的穴位；病在胸腹内的，可用法、导引、汤药来治疗。如转筋发作次数过多而病情危重的，就为不治之证。这种病称为孟秋痹。

足厥阴肝经的筋，起于足的大拇趾上，上行而结聚于内踝之前，再上行沿胫骨结于膝内辅骨的前方，然后沿大腿内侧，结聚于阴器，与其它经筋相联络。本经筋所发生的病证表现为：足的大拇趾疼痛牵引内踝前疼痛、内辅骨痛、大腿内侧痛并且抽筋、前阴功能障碍。如伤于房室，就会导致阳痿；伤于寒邪则阴器缩入；伤于热则阴器挺长不收。治疗本病时，应该行水以治厥阴之气，如属抽筋疼痛之类的病证，就应用火针速刺疾出的方法，针刺的次数以病情好转为度，以痛处作为针刺的穴位。这种病称为季秋痹。

手太阳小肠经的筋，起于手的小拇指的上端，结聚于手碗，再沿前臂内侧上行，结聚于肘内高骨的后方，如用手指弹拨此处的筋，小指就会有酸麻的感觉，再上行入内结聚于腋下；它的支筋，向后沿腋窝后缘，上行绕过肩胛，经过颈部，出于足太阳经筋之前，结聚于耳后完骨处；由此处分出的支筋，进入耳中；其直行的筋，于耳上出，下行结于颔部，又上行联属于眼外角。本经筋所发生

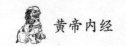

的病证表现为：手的小拇指疼痛牵引肘内侧高骨后缘疼痛、沿臂的内侧至腋下及腋下后侧都疼痛、肩胛周围及颈部疼痛，并引起耳中鸣痛，牵引颔部使眼睛无法睁开，要过许久才能看东西；若颈筋拘急过甚，就导致筋痿、颈肿等证，颈部受寒热之气而发病的，应用火针速刺疾出的方法。针刺的次数以见效为度，以痛处作为针刺的穴位。如针刺后肿仍不消除，就再用锐利的针刺治。这种病称为仲夏痹。

手少阳三焦经的筋，起于手的无名指端，结聚于手腕，沿臂上行并结聚于肘部，再向上绕臑的外侧，行至肩部，然后至颈部与手太阳小肠经的筋相合。它的支筋，由曲颊部深入，系于舌根；另有一条支筋，上行于曲牙，沿耳前联属于眼外角，再向上经过额部，结聚于额角。本经筋所发生的病证表现为：经筋所过之处，出现疼痛、抽筋、舌卷等证。治疗时应采取火针速刺疾出的方法。针刺的次数以见效为度，以痛处作为针刺的穴位。将这种病证称为季夏痹。

手阳明大肠经的筋，起于手的食指之端，结于腕部，沿臂上行并结于肘部的外侧，再经过臑部而结于肩；它的支筋，绕过肩胛，挟脊柱两侧面行；其直行的筋，由肩上至颈部；出于手太阳小肠经筋的前方，再至左额角，络于头部，然后下行到右额。另一条支筋，上行于颊部，结聚于颧骨部。本经筋所发生的病证表现为：本筋经所经过的部位，出现疼痛、抽筋、肩不能抬、脖颈不能左右转动。治疗时应采取火针速刺疾出的方法。针刺的次数以见效为度，以痛处作为针刺的穴位。这种病称为孟夏痹。

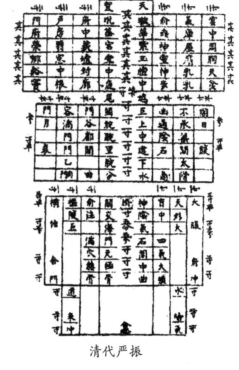

清代严振

《循经考穴编》中的腹穴全图

手太阴肺经的筋，起于手的大拇指之端，沿指上行，结聚于鱼际部之后，经过寸口的外侧，沿臂内结聚于肘中，再上行于膈部内侧，进入腋下，出于缺盆，又结聚于肩前方，然后上行结于缺盆，再下行结聚于胸里，分散而贯穿贲门下部，与手厥阴经的筋相合后，下行直抵季胁。本经筋所发生的病症表现为：循行经过的部位，出现抽筋、疼痛，严重的则发展为息贲之证（息贲：五脏积病之一，因肺气积于胁下，喘息上贲而得名。病状为：恶寒发热、右胁痛、背痛、呕逆等——译注。）、两胁拘急、吐血。治疗

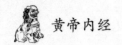

时应采取火针速刺疾出的方法。针刺的次数以见效为度，以痛处作为针刺的穴位。这种病称为仲冬痹。

手厥阴心包络经的筋，起于手的中指之端，与手太阴肺经的筋并行，结聚于肘的内侧，再上行沿臂的内侧结聚于腋下，然后下行分散，前后夹胁肋；它的支筋，进入腋下，散布于胸中，结聚于贲门。本经筋所发生的病证表现为：其循行经过的部位，出现抽筋和胸部作痛，成为息贲证。治疗时应采取火针速刺疾出的方法。针刺的次数以见效为度，以痛处作为针刺的穴位。这种病称为孟冬痹。

手少阴心经的筋，起于手的小拇指的内侧，结聚于掌后高骨，再上行而结于肘部内侧，进入腋下，与手太阴肺经的筋相交叉，夹乳的内侧而结聚于胸中，然后沿着贲门，向下与脐部相连。本经筋所发生的病证表现为：胸内拘急、心下有积块坚伏而成伏梁（伏梁：五脏积病之一，起于心经气血凝滞，久治不愈，以致脐旁或脐上突起如手臂之物，伏而不动，如屋梁。——译注。）、肘部拘急、本经筋所循行经过的部位，都会抽筋，疼痛。治疗时，应采取火针速刺疾出的方法。针刺的次数，以见效为度，以痛处作为针刺的穴位。如果已成伏梁之证而吐脓血的，为不治之证，这种病称为季冬痹。

凡是经筋所发生的病证，遇寒则筋拘急；遇热就会使筋驰缓不收，阴痿不举。背部的筋拘急就会使身体向后反张，腹部的筋拘急就会使身体前俯而不能伸直。火针是用于刺治因寒而致筋急的，若因热而致筋驰缓，就不能再用火针了。而足阳明胃经和手太阳小肠经的筋拘急时，就会出现口眼歪斜、眼角拘急、视物模糊的症状，治疗时就可用上述治法。

骨度第十四

【题解】

度，是指大小、长短、宽窄等。本篇论述了一般人的头、胸、腰围的尺寸等，并用骨骼作为标尺来衡量人体经脉的长短和脏腑的大小，故篇名为"骨度"。依骨度而定脉度，依脉度而定穴处，即"度其骨节之大小、广狭、长短，而脉度定矣"。

【原文】

黄帝问于伯高曰：脉度①言经脉之长短，何以立之？伯高曰：先度其骨节之大小广狭长短，而脉度定矣。黄帝曰：愿闻众人之度②，人长七尺五寸者③，其骨节之大小长短各几何？伯高曰：头之大骨围④二尺六寸，胸围⑤四尺五寸，腰围⑥四尺二寸。发所复者⑦，颅至项尺二寸，发以下至颐长一尺，君子参折⑧。结喉⑨以下至缺盆中长四寸，缺盆以下至𩩲骬⑩长九寸，过则肺大，不满则肺小⑪。髑骺以下至天枢长八寸，过则胃大，不满则胃小⑫。天枢以下至横骨长六寸半，过则回肠广长，不满则狭短⑬。横骨长六寸半，横骨上廉以下至内辅之长廉长一尺八寸，内辅之上廉以下至下廉长三寸半，内辅下廉下至内踝长一尺三寸，内踝以下至地长三寸，膝腘以下至跗属⑭长一尺六寸，跗属以下至地长三寸，故骨围大则太过，小则不及。角以下至柱骨⑮长一尺，行腋中不见者⑯长四寸，腋以下至季胁长一尺二寸，季胁以下至髀枢长六寸，髀枢以下至膝中⑰长一尺九寸，膝以下至外踝长一尺六寸，外踝以下至京骨⑱长三寸，京骨以下至地长一寸。耳后当完骨者广九寸⑲。耳前当耳门者⑳广一尺三寸，两颧之间相去七寸，两乳之间广九寸半㉑，两髀之间㉒广六寸半。足长一尺二寸，广四寸半。肩至肘长一尺七寸，肘至腕长一尺二寸半，腕至中指本节㉓长四寸，本节至其末长四寸半。项发以下至膂骨㉔长三寸半，膂骨㉕以下至尾骶二十一节长三尺，上节长一寸四分分之一，奇分在下㉖，故上七节至于膂骨九寸八分分之七，此众人之骨度也，所以立经脉之长短也。是故视其经脉之在于身也，其见浮而坚，其见明而大者，多血；细而沉者，多气也。

【注释】

①脉度：指经脉的长度，此处以骨节的大小、广狭、长短、来确定经脉长度。

②众人之度：指通常人或多数人的身体长度。

③人长七尺五寸者：此云人长七尺五寸，而经水篇谓"八尺之士"，皆为概数。

④头之大骨围：即头盖骨周围，以前与眉平，后与枕骨平为计算标准。《太素》卷十三骨度杨注："自颈项骨以上为头颅骨，以为头大骨也，当其粗处以绳围之。"《灵枢识》简按："头骨于耳尖上周围而度之。"

⑤胸围：在平乳部位绕胸一周的长度。

⑥腰围：在平脐部位绕身一周的长度。

⑦发所复者：人在仰卧时，自前发际纵行向后度量至后发际，头被发所盖之处的长度。

⑧君子参折：君子，此指体格匀称、五官端正的人。参折，是将前发际以下至下颌端一尺长的面部折分三份，三份长度相等。马莳："言士君子之面部三停齐等，可以始、中、终而三折之也，众人未必然耳。"按：三停，从前发际到眉中为一停，从眉中到鼻端为二停，从鼻端到颐端为三停。三停的长度相等。

⑨结喉：系喉头隆起处。

⑩髑骭（héyú 合于）：胸骨下端之蔽心骨，也叫鸠尾骨，俗称剑突。

⑪过则肺大，不满则肺小《类经》八卷第十八注："缺盆之下，鸠尾之上，是为之胸，肺脏所居，故胸大则

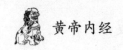

肺亦大，胸小则肺亦小也。"

⑫过则胃大，不满则胃小：《类经》八卷第十八注：
"自髑骬之下，脐之上，是为中焦，胃之所居，故上腹长
大者胃亦大，上腹短小者胃亦小也。"

⑬过则回肠广长，不满则狭短：《类经》八卷第十八
注："自天枢下至横骨，是为下焦，回肠所居也，故小腹
长大者回肠亦大，小腹短狭者回肠亦小也。"

⑭跗属：跗，跟骨结节；跗属，指跟骨结节的连属组
织，即跟腱下端。

⑮角以下至柱骨：角，额角。柱骨，肩胛上颈骨隆
起处。

⑯行腋中不见者：指自柱骨下行至腋横纹头隐伏不见
之处。马莳："自柱骨行于腋下之隐处。"

⑰膝中：即膝盖骨外侧中点。

⑱京骨：足小趾本节后外侧突出的半圆骨。

⑲耳后当完骨者广九寸：指两侧耳后完骨间的距离为
九寸。

⑳耳前当耳门者：耳门，此指听宫穴部位。耳前当耳
门者，指二听宫穴经面部鼻尖的长度。

㉑两乳之间广九寸半：指两乳之间的长度为九寸半，
检它书所载尺寸与本经有出入。小板营升："按滑氏《发
挥》曰'自膻中横至神封二寸，神封至乳中二寸左右，合

而得八寸也'。《图翼》、《医统》、《针方六集》等俱当折'八寸'。"

㉒两髀之间：髀骨，即股骨，也叫大腿骨。两髀之间，即两股骨之间的距离。

㉓本节：手部的掌指关节或足部的跖趾关节均称本节，这里指前者。

㉔项发以下至膂骨：项后发际至大椎之间。

㉕膂骨：即脊骨，此处指大椎而言。

㉖奇分在下：奇分，指有余不尽的分数；下，指七椎以下。古法以第一椎至第七椎为上七节，每节长一寸四分一厘，七节共长九寸八分七厘。按本经记载，自膂骨（大椎）至尾骶共二十一节，全长为三尺。除去上七节九寸八分七厘外，所余长度用七节以下的十四节平分，有有余不尽之数，所以说奇分在下。考《神应经》与《类经图翼》所载，中七椎，每椎一寸六分一厘，共一尺一寸二分七厘。上七、中七十四椎，合共二尺一寸一分四厘，下七椎，每椎一寸二分六厘，共八寸八分二厘，上、中、下共二十一椎，合计二尺九寸九分六厘。在临床上，并不机械地按各节分寸计算，多采用数脊椎法取穴。《类经》八卷第十八注："自大椎而下至尾骶计二十一节，共长三尺。上节各长一寸四分分之一，即一寸四分一厘也。故上之七节，共长九寸八分七厘。其有余不尽之奇分，皆在下部诸

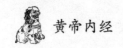

节也。"

【语译】

黄帝问伯高：脉度篇里所说的人身经脉的长短，是依照什么标准确定的呢？伯高回答说：先度量出各骨节的大小、宽窄和长短，而后用这个标准确定脉的长度。黄帝说：我希望你谈谈一般人的骨度，一般人如以身长七尺五寸为准，全身各骨节的大小、长短是多少？伯高说：头盖骨周围长二尺六寸，胸围四尺五寸，腰围四尺二寸。头发所覆盖的部位叫颅，从头颅的前发际到颈项后实际长一尺二寸，从前发际下至颐端长一尺，五官端正、体格匀称的人，面部上、中、下三停的部位长度相等。从喉头隆起处到缺盆中（指天突穴处）长四寸，从缺盆中下行到蔽心骨（鸠尾骨）长九寸，若超过九寸的则肺脏也大，不满九寸的肺脏也小。从胸骨下端至天枢穴之间（脐中）长八寸，超过八寸的则胃大，不满八寸的则胃小。从脐到横骨长六寸半，超过六寸半的则大肠粗且长，不满六寸半的大肠细且短。横骨长六寸半，从横骨的上缘向下到股骨内侧上缘长一尺八寸，膝骨内侧部的上缘至下缘长三寸半，从膝骨内侧下缘向下到内踝骨长一尺三寸，从内踝骨向下到地长三寸，从膝腘之间向下沿小腿外侧到跗属长一尺六寸，从跗属向下到地长三寸，所以骨围大的骨也大，骨围小的骨也小。度量人的侧面，从额角到颈项之根部长一尺，从颈根向下到腋窝横纹隐伏处长四寸，从腋窝到季胁长一尺二寸，从季胁到髀枢长六寸，从髀枢到膝中长一尺九寸，从膝到外踝长一尺六寸，从外踝到京骨长三寸，从京骨到地长一寸。耳后两高骨间的宽度是九寸，耳前两听宫部位的宽度是一尺三寸，两颧之间的宽度是七寸，两乳之间的宽度是九寸半，两髀之间的宽度是六寸半。足的长度是一尺二寸，宽四寸半。肩端至肘长一尺七寸，肘至腕长一尺二寸半，腕至中指末节根部长四寸，手指末节根部至指尖长四寸半。度量人的背部，从项后发际向下到脊骨大椎长三寸半，从大椎到尾骶骨共二十一节，长三尺，上七椎每节长一寸四分一厘，共长九寸八分七厘，其余不尽之数都在以下诸节平均计算，这是一般人周身的骨度，根据这个标准，确定了人体经脉的长短度数。同时可以观察人体的经脉，其呈现在体表浮浅而坚实或明显粗大的是多血之经，细而深伏的是多气之经。

五十营第十五

【题解】

营为运营、运行的意思。本篇通过天体运行和人的脉搏至数，以及呼吸息数同气行的长度、周次与日行分数之间的关系，阐发了营气在人身经脉中一昼夜运行五十周次

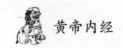

的道理，因此篇名叫做"五十营"。

【原文】

黄帝曰：余愿闻五十营①奈何？岐伯答曰：天周二十八宿②，宿三十六分，人气行一周，千八分③。日行④二十八宿，人经脉上下、左右、前后二十八脉⑤，周身十六丈二尺，以应二十八宿，漏水下百刻⑥，以分昼夜。故人一呼，脉再动，气行三寸，一吸，脉亦再动，气行三寸，呼吸定息⑦，气行六寸。十息，气行六尺，日行二分。二百七十息，气行十六丈二尺，气行交通于中，一周于身，下水二刻，日行二十分有奇⑧。五百四十息，气行再周于身，下水四刻，日行四十分⑨。二千七百息，气行十周于身，下水二十刻，日行五宿二十分。一万三千五百息，气行五十营于身，水下百刻，日行二十八宿，漏水皆尽，脉终矣。所谓交通者，并行一数也，故五十营备，得尽天地之寿矣，气凡行八百一十丈也。

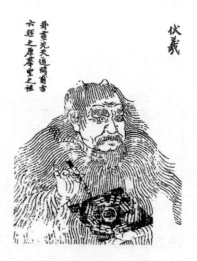

伏羲像

【注释】

①五十营：指营气在周身运行，每昼夜为五十周次。《类经》八卷第二十六注：

"五十营者，即营气运行之数，昼夜凡五十度也。"

②天周二十八宿：二十八宿，是古代天文学的星座名称，周天之星分四方，每方各有七宿，东方七宿是角、亢、氐、房、心、尾、箕；北方七宿是斗、牛、女、虚、危、室、壁；西方七宿是奎、娄、胃、昴、毕、觜、参；南方七宿是井、鬼、柳、星、结、翼、轸，共合二十八宿。天周二十八宿，指天体运行环周于二十八宿之间。

③人气行一周，千八分：人气行一周，是指经脉之气一昼夜在人身运行五十次；千八分，指日行二十八宿，每宿三十六分，相乘之数为一千零八分。

④日行：古人以为太阳绕地球转，故称日行。

⑤二十八脉：手足三阴三阳十二经，有十二脉，左右两侧合二十四脉，加阴跷、阴跷、任脉、督脉各一，共合二十八脉。

⑥漏水下百刻：漏刻，是古代计时的仪器，其构造历代各有不同，而道理相似。《辞海》："古计时之器也，以铜壶盛水，底穿一孔，壶中立箭，上刻度数，壶中水以漏渐减，箭上所刻亦以次显露，即可知时。……其法总以百刻，分于昼夜，冬至昼漏四十刻，夜漏六十刻，夏至则反之，春秋二分昼夜各五十刻。"古代的计时标准，都是以一百刻作为一昼夜的时间，其计算方法，每刻分为六十分，一百刻共计六千分，将六千分平均分配于一昼夜的十

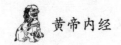

二个时辰，每一时辰各得五百分，折合八刻二十分，所以一昼夜为九十六刻二百四十分，而二百四十分又等于四刻，合共一百刻。

⑦呼吸定息：一呼一吸为一息。呼吸定息，是指一次呼吸已尽，下一次呼吸尚未开始之际。

⑧日行二十分有奇：此指每一环周所需的日行分数，按五十周与一千八分的关系计算，当为"二十分一厘六毫"，故曰日行二十分有奇。

⑨日行四十分：依上所述，当是四十分三厘二毫，四十分乃其概数。

【语译】

黄帝说：我愿意听你说说经脉之气在人体运行五十周的情况是怎样的？岐伯回答说：周天有二十八宿，每宿的距离是三十六分，人体的经脉之气，一昼夜运行五十周，合一千零八分。在一昼夜中日行周历了二十八宿，人体的经脉分布在上下、左右、前后，二十八脉，脉气在全身运行一周共十六丈二尺，恰好相应于二十八宿，并可用铜壶滴水下注百刻为标准，来划分昼夜，计算环周所需时间。所以人一呼气，脉跳动两次，脉气行三寸，一吸气，脉也跳动两次。脉气又行三寸，一呼一吸叫做一息，气行共六寸，十息气行共六尺。以二十七息而气行一丈六尺二寸计算，日行为二分有奇。二百七十息，每息六寸，脉气运行十六丈二尺，在此时间内，气行上下交流，内外贯通于经脉之中，在全身运行一周，漏水下注二刻，日行二十分有奇。二千七百息，脉气在全身运行十周，漏水下注二十刻，日行五宿二十分有奇。一万三千五百息，脉气在全身运行五十周，漏水下注一百刻，日行二十八宿。当一百刻的漏水滴尽时，脉气正好运行了五十周。前面所说上下交流，内外贯通的意思，就是二十八脉在全身运行一周的总数。人的脉气如果能够经常保持一昼夜运行五十周的话，身体可健康无病，活到天赋的年龄。脉气在人体运行五十周的总长度是八百一十丈。

营气第十六

【题解】

本篇说明营气主要是由饮食精微化生而成。篇内"纳谷为宝"一语，已括尽它的意蕴。营气在人体中的循行规律，首先从肺开始，顺序流注于大肠、胃、脾、心、小肠、膀胱、肾、心包、三焦、胆、肝，再由肝注肺；其支别又行于督任二脉，复出太阴，由此就可看出营气的终而复始、常营不已的生理功能。

【原文】

黄帝曰：营气之道，内谷为宝[1]。谷入于胃，乃传之肺，流溢于中，布散于外。精专者②，行于经隧，常营无已，终而复始，是谓天地之纪。故气从太阴出，注手阳明，上行注足阳明，下行至跗上，注大指间，与太阴合，上行抵髀，从脾注心中，循手少阴，出腋，下臂，注小指，合手太阳。上行乘腋，出颎内，注目内眦，上巅，下项，合足太阳。循脊下尻，下行注小指之端，循足心，注足少阴。上行注肾，从肾注心，外散于胸中，循心主脉，出腋，下臂，出两筋之间，入掌中，出中指之端，还注小指次指之端，合手少阳。上行注膻中，散于三焦，从三焦注胆，出胁，注足少阳。下行至跗上，复从跗注大指间，合足厥阴，上行至肝，从肝上注肺，上循喉咙，入颃颡之窍，究于畜门。其支别者，上额，循巅，下项中，循脊，入骶，是督脉也，络阴器，上过毛中，入脐中，上循腹里，入缺盆，下注肺中，复出太阴。此营气之所行也，逆顺之常也。

【注释】

①内谷为宝：内，通"纳"，受纳的意思。因营气来源于水谷所化的精微，人能纳言，则营气旺盛，不能纳谷，则营气衰微，故云纳谷为宝。

②精专者：精专，精纯的意思。意谓营气是水谷所化的精微之气中精纯的部分。

【语译】

黄帝说：营气能运行全身，以纳入饮食为最宝贵。水谷入胃以后，所化生的精微之气，先上输到肺，再流溢于内以营养脏腑，布散于外以滋养四肢百骸。其中最精纯的部分，则运行于经脉之中，经常营运不息，终而复始，这是自然的规律。营气的运行首先从手太阴肺经发出，注于手阳明大肠经，上行注入足阳明胃经，再循经下行至足背，流注于足大趾间，与足太阴脾经会合，沿脾经上行到达髀部，入腹到脾，从脾上传注心中，沿手少阴心经，出腋，循臂内侧下行，流注手小指尖端，与手太阳小肠经会合。沿臂外侧上行经过腋部，出眼下眶内，注于眼内角，再上行头顶，下走后项，与足太阳膀胱经会合。沿脊柱两侧下行至尾骶部，再下行注入足小趾尖端，斜下入足心，注于足少阴肾经。又从足心上行注入肾脏，由肾脏转注心脏，向外布散于胸中，沿手厥阴心包经，出腋窝，下行臂内侧，出于腕后两筋之间，入掌中，出于中指的尖端，又从中指端还出注入无名指的尖端，与手少阳三焦经相合。由手上行注于两乳之间的膻中，下膈散布于三焦，从三焦注于胆，出于胁部，注入足少阳胆经。沿股胫外侧下行至足背，又从足背注入足大趾，与足厥阴肝经相合。沿胫股内侧上行入腹至肝脏，从肝脏上注于肺脏，向上沿喉咙，入上腭之窍，深入于鼻内通脑之处。别行的分支，上行额

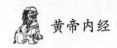

部，沿头顶，下行项部的中央，沿脊柱下行入尾骶部，这是督脉；再由此向前络于阴器，从阴毛中部上行，入于脐中，上沿腹内，入缺盆，下行注于肺中，再从手太阴肺经发出。这就是营气运行的途径，自上而下，自下而上，阴阳经交相逆顺的正常情况。

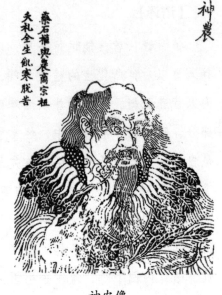

药石耜耒农商宗祖
矢礼全生饥寒脱苦

神农

神农像

脉度第十七

【题解】

脉度是指脉的长度，文中说明了二十八脉的长度和测量的方法，以及二十八脉的对应的生理、病理情况和治疗方法，故篇名为"脉度"。

【原文】

黄帝曰：愿闻脉度。岐伯答曰：手之六阳，从手至头，长五尺，五六三丈。手之六阴，从手至胸中，三尺五寸，三六一丈八尺，五六三尺，合二丈一尺。足之六阳，从足上至头，八尺，六八四丈八尺。足之六阴，从足至胸中，六尺五寸，六六三丈六尺，五六三尺，合三丈九尺。跻脉从足至目，七尺五寸，二七一丈四尺，二五一尺，合一丈五尺。督脉、任脉各四尺五寸，二四八尺，二五一尺，合九尺。凡都合一十六丈二尺，此气之大经隧也。经脉为里，支而横者为络，络之别者为孙络，孙络之盛而血者疾诛之"，盛者泻之，虚者饮药以补之。

【注释】

①疾诛之：疾，快也；诛，去除之意。疾诛之，此指立即放血的意思。

【语译】

黄帝说：我愿听你谈谈脉的长度。岐伯回答说：手太阳，手少阳，手阳明，左右共六条手阳经，从手到头，每条经脉长五尺，五六合三丈。手太阴，手少阴，手厥阴，左右共六条手阴经，从手到胸中，每条经脉长三尺五寸，三六是一丈八尺，五六是三尺，共合二丈一尺。足太阳，足少阳，足阳明，左右共六条足阳经，从足上至头，每条经脉长八尺，六八是四丈八尺。足太阴，足少阴，足厥阴，左右共六条足阴经，从足至胸中，每条经脉长六尺五寸，六六是三丈六尺，五六是三尺，共合三丈九尺。左右跻脉，从足至目，每条长七尺五寸，二七是一丈四尺，二五是一尺，共合一丈五尺。督脉、任脉，每条长四尺五

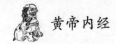

寸，二四是八尺，二五是一尺，两条经脉共合九尺。以上二十八条经脉的总长度是一十六丈二尺，这是营气循行的大隧道。经脉隐伏循行人体深部，从经脉分出支脉横行的是络脉，络脉别出的分支为孙络，孙络盛满而有瘀血的，应当立即用放血法去除瘀血，邪气盛的用泻法，正气虚的应服药进行调补。

【原文】

五脏常内阅①于上七窍也，故肺气通于鼻，肺和则鼻能知臭香矣；心气通于舌，心和则舌能知五味矣；肝气通于目，肝和则目能辨五色矣；脾气通于口，脾和则口能知五谷矣；肾气通于耳，肾和则耳能闻五音矣。五脏不和则七窍不通，六腑不和则留结为痈。故邪在腑则阳脉不和，阳脉不和则气留之，气留之则阳气盛矣。阳气太盛则阴脉不和，阴脉不和则血留之，血留之则阴气盛矣。阴气太盛，则阳气不能荣也，故曰关。阳气太盛，则阴气弗能荣也，故曰格。阴阳俱盛，不得相荣，故曰关格。关格者，不得尽期而死也。

【注释】

①阅：经历之意，此处指五脏虽藏于胸腹之内，而其气却可通达于显露在外的七窍。

【语译】

五脏的精气，经常由体内分别外通于面部的七窍。肺气外通于鼻，肺脏的功能正常，鼻就能辨别香臭；心气外通于舌，心脏的功能正常，舌就能辨别五味；肝气外通于目，肝脏的功能正常，目就能辨别五色；脾气外通于口，脾脏的功能正常，口就能辨别饮食的味道；肾气外通于耳，肾脏的功能正常，耳就能辨别五音。如果五脏失于和利，则与其相通的七窍就不通畅；六腑失于调和通利，邪气留阻，气血凝结，发为痈疡。所以，邪在六腑，属阳的经脉会失于和利，阳脉失和则气行留滞，气行留滞则使阳气偏盛。如果阳气偏盛则影响属阴的经脉失于和调通利，阴脉失和，则血行留滞，血留滞则使阴气偏盛。如阴气太盛，影响到阳气不能营运入内与阴气相交，这叫做关。若阳气太盛，阳盛则阴病，阴气亦不能营运外出与阳气相交，这叫做格。若阴阳之气俱盛，表里相隔，彼此不能营运相交，这叫做关格。关格是阴阳离决，两相格拒的表现，出现这种情况，人就不能活到应该活到的年岁而早亡。

【原文】

黄帝曰：跷脉安起安止，何气荣水？岐伯答曰：跷脉者，少阴之别，起于然骨之后①，上内踝之上，直上循阴股入阴，上循胸里人缺盆，上出人迎之前，入頄属目内眦，合于太阳、阳跷而上行，气并相还则为濡目，气不荣则目不合。黄帝曰：气独行五脏，不荣六腑，何也？岐伯

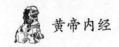

答曰：气之不得无行也，如水之流，如日月之行不休，故阴脉荣其脏，阳脉荣其腑，如环之无端，莫知其纪，终而复始。其流溢之气，内溉脏腑，外濡腠理。黄帝曰：跷脉有阴阳，何脉当其数②？岐伯答曰：男子数其阳，女子数其阴，当数者为经，其不当数者为络也。

【注释】

①然骨之后：指然骨后面的照海穴，为阴跷脉的起始部。

②当其数：数，是指全身脉长一十六丈二尺的总数，因其中仅指出跷脉长七尺五寸，左右共合一丈五尺，如包括阴跷阳跷在内，则左右共四条，这样就和脉长的总数不相符合，所以阴跷、阳跷的长度虽是一样，但计算在总数之内的，男子指的是阳跷，女子指的是阴跷，称为当数。当数的，称为经；不当其数的，称为络，络是没有计算在经脉长度的总数之内的。

【语译】

黄帝说：跷脉从哪里起到哪里止，是哪一经的经气使它象流水一样营运呢？岐伯回答说：阴跷脉是足少阴肾经的别脉，起于然骨之后的照海穴，上行于内踝的上面，直向上沿大腿内侧入于前阴，而后沿着腹部上入胸内，入于缺盆，向上出入迎的前面，入颧部，连属于眼内角，与足太阳经、阴跷脉会合而上行。阴跷与阳跷的脉气并行回还而濡润眼目，若脉气不荣则目不合。黄帝说：阴跷之脉气，独行于五脏，没有营运到六腑是什么道理？岐伯回答说：脏气的流行是没有停息的，象水的流行，日月的运转，永不休止，所以阴脉营运五脏精气，阳脉营运六腑精气，如环无端，终而复始，无从知道它的起点，也无法计算它转流的次数。跷脉之气，流于内，灌溉五脏六腑，溢于外，濡润肌腠皮肤。黄帝说：跷脉有阴跷、阳跷的区别，那么怎样计算跷脉共长一丈五尺的长度，才能符合脉度十六丈二尺的总数呢？岐伯答：男子计算阳跷脉的长度，女子计算阳跷脉的长度，男子以阳跷为经，阴跷为络，女子以阴跷为经，阳跷为络。以前所说，跷脉共长一丈五尺，是从称为经的角度计算的，而络脉是不计算在总长度之内的。

营卫生会第十八

【题解】

本文主要论述营气和卫气的生成和会合的情况，并介绍了三焦的功能与特点，故篇名为"营卫生会"。"营在脉中"是有着营养体内的作用，"卫用脉外"是有着捍卫体外的作用，而营卫的功用又和三焦有着密切关系，所以篇后又论及了三焦的部位和功能。

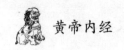

【原文】

黄帝问于岐伯曰：人焉受气？阴阳焉会？何气为营？何气为卫？营安从生？卫于焉会？老壮不同气，阴阳异位，愿闻其会。岐伯答曰：人受气于谷，谷入于胃，以传与肺，五藏六府皆以受气。其清者为营，浊者为卫，营在脉中，卫在脉外，营周不休，五十而复大会。阴阳相贯，如环无端。卫气行于阴二十五度，行于阳二十五度，分为昼夜，故气至阳而起，至阴而止。故曰日中而阳陇①为重阳，夜半而阴陇为重阴。故太阴主内，太阳主外②，各行二十五度，分为昼夜。夜半为阴陇，夜半后而为阴衰，平旦阴尽而阳受气矣。日中为阳陇，日西而阳衰，日入阳尽而阴受气矣。夜半而大会，万民皆卧，命曰合阴。平旦阴尽而阳受气，如是无已，与天地同纪。

黄帝曰：老人之不夜瞑者，何气使然？少壮之人不昼瞑者，何气使然？岐伯答曰：壮者之气血盛，其肌肉滑，气道通，营卫之行不失其常，故昼精而夜瞑。老者之气血衰，其肌肉枯，气道涩，五藏之气相搏③，其营气衰少而卫气内伐④，故昼不精夜不瞑。

黄帝曰：愿闻营卫之所行，皆何道从来？岐伯答曰：营出于中焦，卫出于下焦⑤。

黄帝曰：愿闻三焦之所出。岐伯答曰：上焦出于胃上口，并咽以上，贯膈而布胸中，走腋，循太阴之分而行，还至阳明，上至舌，下足阳明，常与营俱行于阳二十五度，行于阴亦二十五度，一周也，故五十度而复大会于手太阴矣。

黄帝曰：人有热饮食下胃，其气未定，汗则出，或出于面，或出于背，或出于身半，其不循卫气之道而出何也？岐伯曰：此外伤于风，内开腠理，毛蒸理泄，卫气走之，固不得循其道，此气慓悍滑疾，见开而出，故不得从其道，故命曰漏泄⑥。

黄帝曰：愿闻中焦之所出。岐伯答曰：中焦亦并胃中，出上焦之后，此所受气者，泌糟粕，蒸津液，化其精微，上注于肺脉，乃化而为血，以奉生身，莫贵于此，故独得行于经隧，命曰营气。

黄帝曰：夫血之与气，异名同类，何谓也？岐伯答曰：营卫者，精气也；血者，神气也。故血之与气，异名同类焉。故夺血者无汗，夺汗者无血。故人生有两死，而无两生。

黄帝曰：愿闻下焦之所出。岐伯答曰：下焦者，别回肠，注于膀胱而渗入焉。故水谷者，常并居于胃中，成糟粕而俱下于大肠，而成下焦。渗而俱下，济泌别汁，循下焦而渗入膀胱焉。

黄帝曰：人饮酒，酒亦入胃，谷未熟而小便独先下，何也？岐伯答曰：酒者，熟谷之液也，其气悍以清，故后

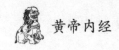

谷而入，先谷而液出焉。

黄帝曰：善。余闻上焦如雾，中焦如沤，下焦如渎。此之谓也。

【注释】

①陇：通隆，拥起隆盛的意思。

②太阴主内，太阳主外：太阴，指手太阴肺经；内，指营气。营气的运行始于手太阴而复会于太阴，故曰太阴主内。太阳，指足太阳膀胱经；外，指卫气。卫气的运行始于足太阳而复会于足太阳，故曰太阳主外。

③五脏之气相搏：指五脏的机能不相协调。

④卫气内伐：入侵曰伐。谓卫气不足，向体内的营气争取补给。

⑤卫生于下焦：历代有争议，《太素》、《千金方》、《外台》、《灵枢集注》均作"卫出于上焦"。张介宾则认为卫气的运气是平旦始于足太阳膀胱经而行于阳分，日西则始于足少阴肾经而行于阴分，其气自肾与膀胱由下而出，故当作"卫出于下焦"。笔者认为从前后文义看似应作"卫出于上焦"。

⑥漏泄：病名。指皮腠为风邪所伤，卫气不能卫护体表而汗出的病症。

【语译】

黄帝问岐伯道：人是怎么接受气的？阴阳气是怎么会

合的？什么气是营气，什么气是卫气？营气是从哪里产生的？卫气是在哪里与营气会合的？老年人与壮年人气的盛衰是不相同的，阴气与阳气互易其位，希望了解阳气与阳气是怎样会合的。岐伯回答说：人是从谷物那里接受气的。谷物进入胃里，胃里的谷气就传达到肺里，五脏六腑都接受了气，那清轻之气中，重浊之气就是卫气。营气在经脉之中，卫气在经脉之外，运行周旋而不休止。营气昼夜在体内运行五十周，再进行一次大的会合。阴气阳气互相贯通，环循往复，无始无终。卫气运气于阴经二十五次，运行于阳经二十五次，以此划分白天黑夜。所以卫气运行到阳经人就起床，运行到阴经人就入睡。所以说：中午阳气最盛，这个时候叫重阳；半夜阴气最盛，这个时候叫重阴。营气起始于手太阴

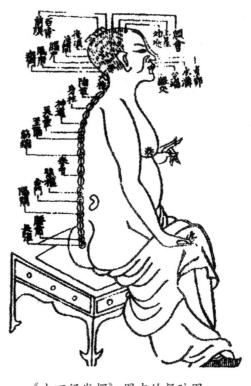

《十四经发挥》图中的督脉图

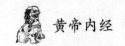

经，而又会合于手太阴经，主内；卫气起始于足太阳经，而又会合于足太阳经，主外。营气、卫气一昼夜各行二十五次，据以划分白天黑夜。半夜是阴气最盛的时候，半夜以后阴气渐衰，黎明时阴气已尽，阳气兴起。中午是阳气最盛的时候，太阳偏时阳气渐衰。太阳下山时阳气已尽，阴气兴起。半液时，营、卫二气都在阴分，是互相会合之时，万民都已入睡，名叫合阴。黎明时阴气已尽，阳气兴起。如是循环不止，与天地的运行规律同一。

黄帝问：老年人晚上不能入睡，是什么气使其如此的？少年人壮年人白天不能入睡，是什么气使其如此的？岐伯回答说：壮年人的气血旺盛，他们的肌肉滑润，气道通畅，营气、卫气的运行，不失其正常状态，所以白天精力充沛，而晚上睡得很好。老年人的气血虚弱，他们肌肉干枯，气道凝涩，五脏里面的气互相搏击，他们的营气虚弱量少，而卫气内耗，所以白天精力不充沛，晚上不能入睡。

黄帝问：希望听听营气、卫气的运行，是从哪个通道来的？岐伯回答说：营气出自中焦，卫气出自上焦。黄帝说：希望了解三焦的气又出自何处？岐伯回答说：上焦的卫气出自胃上口，出气即顺着食道口上行，穿过膈膜，散布于胸中，走入腋下，顺着手太阴经下行至手指端，回转注入手阳明经，上行至舌头。下行注入足阳明经，与营气一道，常行不止。白天运行二十五次，夜间运行二十五次，一次为一小周，一昼夜共运行五十次，为一大周，大会于手太阴经。黄帝问，人如果有热的饮食下到胃里，水谷尚未变成气，汗水就流出来了，或者从脸上流出，或者从背上流出，或者从半身流出，却不顺着卫气的通道流出。这是什么原因？岐伯回答说：这是因为体表受到风邪的伤害，体内腠理开张，汗毛伸直，腠理泄漏，卫气于是走向这些地方，所以不能顺着它固有的通道流动。这卫气急勇滑快，见孔即出，所以不能顺着固有的通道流动，因此叫做漏泄风。

黄帝说：希望知道中焦的营气出自何处。岐伯回答说：中焦也是胃口，在上焦的下面。中焦是接受水谷之气的，它泌去糟粕，接受津液，将它变化成精微的气，向上流注到肺脉里，于是变成了血，以保养身体，没有什么比这更宝贵的，所以能够单独在经脉里运行，这就叫营气。黄帝问：血与气，名称不同却同是一类，这怎么解释？岐伯回答说：营气和卫气是至精之气，血是神明之气。所以血和气，名称不同，却是一类。汗和气，亦非两种。只是血主营，为阴为里，汗属卫，为阳为表。因此，失血过多的人，不要再发其汗，出汗过多的人，不要再取其血。因此人生有两死，脱阴亦死，脱阳亦死；人生无两生，孤阴不能生，孤阳亦不能生。

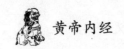

黄帝说：希望知道下焦出气的情况。岐伯回答说：下焦在脐下，当膀胱上口，水谷的糟粕由此别行大肠，津液由此别透膀胱。原来水谷之物，经常同时聚集在胃里，形成糟粕，都下行到达大肠，到达下焦，水液渗透下行，经过滤出水液，顺着下焦渗入膀胱。黄帝问：人喝了酒，酒也进入胃里，入胃的谷物尚未腐烂消化，唯独小便先排出，这是为什么呢？岐伯回答说：酒是酿熟了的谷物的水液，酒气勇而清，所以后于谷物进入胃里，由酒变成的尿却先于谷物排泄出来。黄帝说：讲得好。我听说，上焦如雾，使水谷之气弥漫全身；中焦如沤，浸泡水谷使之腐烂变化；下焦如渎，使糟粕水液得以排泄。说的正是这种情况。

四时气第十九

【题解】

本篇阐述了四时不同，百病由生，灸刺之亦应以四时为定的道理，也讨论了某些杂病的刺法和必先察色、按脉的意义所在。

【原文】

黄帝问于岐伯曰：夫四时之气，各不同形，百病之起，皆有所生，灸刺之道，何者为定？岐伯答曰：四时之气，各有所在，灸刺之道，得气穴为定。故春取经、血脉、分肉之间，甚者深刺之，间者浅刺之；夏取盛经孙络，取分间绝皮肤；秋取经腧，邪在府取之合；冬取井荥，必深以留之。

温疟汗不出，为五十九痏①。风㾦②肤胀，为五十七痏③，取皮肤之血者，尽取之。飧泄，补三阴之上，补阴陵泉，皆久留之，热行乃止。转筋于阳治其阳；转筋于阴治其阴；皆卒刺④之。徒㾦⑤，先取环谷下三寸⑥，以铍针针之，已刺而筩⑦之，而内之，入而复之，以尽其㾦，必坚。来缓则烦悗，来急则安静，间日一刺之，㾦尽乃止。饮闭药⑧，方刺之时，徒饮之，方饮无食，方食无饮，无食他食，百三十五日。著痹不去，久寒不已，卒取其三里。骨为干⑨。肠中不便，取三里，盛写之，虚补之。疠风者，素刺其肿上，已刺以锐针针其处，按出其恶气，肿尽乃止，常食方食，无食他食。

腹中常鸣，气上冲胸，喘不能久立，邪在大肠，刺肓之原、巨虚上廉、三里。小腹控睾，引腰脊，上冲心，邪在小肠者，连睾系，属于脊，贯肝肺，络心系。气盛则厥逆，上冲肠胃，熏肝，散于肓，结于脐。故取之肓原以散之，刺太阴以予之，取厥阴以下之，取巨虚下廉以去之，按其所过之经以调之。善呕，呕有苦，长太息，心中憺憺，恐人将捕之，邪在胆，逆在胃，胆液泄则口苦，胃气

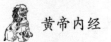

逆则呕苦，故曰呕胆。取三里以下胃气逆，则刺少阳血络以闭胆逆，却调其虚实，以去其邪。饮食不下，膈塞不通，邪在胃脘，在上脘则刺抑而下之，在下脘则散而去之。小腹痛肿，不得小便，邪在三焦约，取之太阳大络，视其络脉与厥阴小络结而血者，肿上及胃脘，取三里。

睹其色，察其目[1]，知其散复者，视其目色，以知病之存亡也。一其形，听其动静者，持气口人迎，以视其脉，坚且盛且滑者，病日进；脉软者，病将下；诸经实者，病三日已。气口候阴，人迎候阳也。

【注释】

①五十九痏（wěi 委）：痏，针刺施术后穴位上的瘢痕，这里指穴位。五十九痏，是治疗热病的五十九个穴位，详见本书《热病第二十三》的"五十九刺"。

②风痳（shuì 税）：痳，水肿病。风痳，是内有水气，外感风邪，风与水相合而形成的一种水肿病。后世通作"风水"。

③五十七痏：指适用于治疗水病的五十七个穴位。据《素问·水热穴论》王冰注为：脊中、悬枢、命门、腰俞、长强各一穴，大肠俞、小肠俞、膀胱俞、中膂俞、白环俞、胃仓、肓门、志室、胞肓、秩边、中柱、四满、气穴、大赫、横骨、外陵、大巨、水道、归来、气街、太冲、复溜、阴谷、照海、交信、筑宾各二穴。

④卒刺：此处指用火针刺治。卒，同焠。

⑤徒瘀：单纯的水病，与上文的"风瘀"不同。

⑥环谷下三寸：环谷，一般认为是指环跳穴。环谷下三寸，即为环跳穴下三寸处的风市穴。

⑦篇：同"筒"，指中空如筒的针。

⑧闭药：指通闭的药物，在此指利小便、化气行水的药物。

⑨骨为干：语出《经脉》篇，在此与上下文义不相衔接，疑为衍文。

⑩曰：原文作"以"，据《太素》卷二十三杂刺改。本书《九针十二原》、《小针解》两篇亦并作"目"，与《太素》合。

【语译】

黄帝问岐伯道：四时气候的变化，各有不同，而百病的产生，又与气候有一定的关系，怎样来决定针灸治疗的方法呢？岐伯回答说：四时邪气，侵袭人体而使人发病，但各有一定的部位。灸刺的原则，也应当根据不同的发病季节来确定有关的穴位。所以在春天针刺，就取用络脉分肉的间隙，病重的深刺，病轻的浅刺；在夏天针刺，就取用阳经、孙络，或取分肉之间，以及透过皮肤浅刺；在秋天针刺，就取用各经的输穴。如病邪在六腑的，可以取用合穴；在冬天针刺，就取用各经的井穴和荥穴，应深刺而

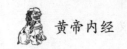

且留针时间较长。

患温疟而不出汗的，可以取五十九个治疗热病的主要腧穴。患风水病，皮肤浮肿的，可以取五十七个治疗水病的主要腧穴。如果皮肤有血络，就应针刺放血。患飧泄证，应补三阴交穴，同时上刺阴陵泉，都应长时间留针，待针下有热感才可止针。患转筋在外侧部位的，取三阳经的腧穴；患转筋在内侧部位的，取三阴经的腧穴，都是用火针刺入。

患水肿而不兼风邪的，首先用铍针刺脐下三寸的部位，然后再用中空如筒的针刺入针处，以吸出腹中的水。反复这样做，把水放尽。水去之后，则肌肉坚实。若排水时排泄缓慢，就会使病人烦躁满闷；若排泄得较快，则病人觉得舒适安静。用此法可隔天刺一次，直至水尽为止，并兼服利水的药物。一般在刚进行针刺时服药。服药时不可吃东西吃东西时不可服药，开始禁食伤脾助湿的食物一百三十五天。患各种痹症经久不愈的，是有寒湿久留在内，应用火针刺足三里；如腹中感觉不适，就取足三里穴针治。邪气盛的就用下泻法，正气虚的就用补益法。患麻风病的，应经常用针刺其肿胀部位，然后再用锐利的针刺患处，并用手按压出毒气恶血，直到肿消为止。患者宜经常吃些适宜的食物。忌吃任何不利于调理的食物。

腹中时常鸣响，气上逆而冲向胸部，喘促，身体不能久立，说明邪在大肠，应用针刺气海、巨虚上廉、足三里。小腹部牵引睾丸作痛，连及腰脊上冲心而痛，表明邪在小肠而为小肠疝病，小肠下连睾系，向后附属于脊椎，与肝肺相通，联络心系。因此邪气盛时，就会使厥气上逆，冲犯肠胃，干扰肝脏，散布于肓膜，结聚于脐。所以治小肠病时应当取脐下的气海穴，以散邪气。针刺手太阴经以补肺经之虚；取足厥阴经，以泻肝经之实；取下巨虚穴以去小肠的病邪，并且按邪气所过的经脉取穴调治。

　　病人时常呕吐，且呕吐物有苦味，常叹息，心里恐惧不安，如人将捕捉他一般，这是邪气在胆，胃气上逆所致。胆汁外泄，就会口感苦味，胃气上逆，就会呕出苦水来，所以叫呕胆。治疗时应取足三里穴以降胃气之逆，刺足少阳经的血络，以抑制胆气之逆，然后根据病的虚实用补虚泻实的方法，调虚实去其邪。饮食入咽后，如停滞不下，就会感觉胸膈闭塞不通，这是邪气在胃脘所致。如邪气在上脘，就针刺上脘穴，使滞气下行；若邪气在下脘，就针刺下脘穴，用温而使其散行的方法，以散寒滞。小腹部肿痛，小便不通，这是邪在膀胱，下焦阻塞不通所致，应当取用足太阳经的大络委阳穴。如发现足太阳经的络脉与足厥阴经的孙络有瘀血结聚，且肿势又向上延及胃脘，就应该取足三里穴刺治。针刺时，应注意观察病人的气色和眼神，从而推知正气的散失或恢复。观察病人目色的变

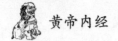

化，可推知病邪的存在或消失。诊病时，医生要形神专注，察看病人的神态举止，诊其气口脉和人迎脉。如果脉象坚硬并且洪大而滑，说明邪气正盛，是病证日渐加重的迹象；如果脉象软而和缓，表明正气正在恢复，是病势将退的征兆。如病在各经而且脉坚实有力，说明病再过三天左右就会痊愈，气口脉属手太阴肺脉，为五脏之主，故以候手足各脉之阴；人迎脉属足阳明胃脉，胃为六俯之源，故以候手足各脉之阳。

卷之五

五邪第二十

【题解】

五邪是指五脏的邪气。本篇讨论的是邪气侵入五脏后出现的常见症状以及针刺方法，故篇名为"五邪"。文中对于肺、肝、脾、肾四脏的病证、病机和治疗都进行了比较系统、详细的论述，但对于心的治疗，只是提出了"随证取穴"的观点，由于心为五脏六腑之大主，而心的病态一般都认为表现在心包络上，而非心本脏的症证，因此一般很少论及具体的心病的治疗方法。

【原文】

邪在肺，则病皮肤痛，寒热，上气喘，汗出，咳动肩背。取之膺中外腧①，背三椎之傍，以手疾按之，快然，乃刺之，取之缺盆中②以越之。邪在肝，则两胁中痛，寒中，恶血在内，胻善瘈，节时肿，取之行间以引胁下，补三里以温胃中，取血脉以散恶血，取耳间青脉，以去其瘈③。邪在脾胃，则病肌肉痛，阳气有余，阴气不足④，则热中善饥，阳气不足，阴气有余⑤，则寒中肠鸣腹痛。阴阳俱有余，若俱不足，则有寒有热，皆调于三里。邪在肾，则病骨痛阴痹⑥，阴痹者，按之而不得，腹胀腰痛，大便难，肩背颈项强痛，时眩。取之涌泉、昆仑，视有血者尽取之。邪在心，则病心痛喜悲，时眩仆，视有余不足而调之其输也。

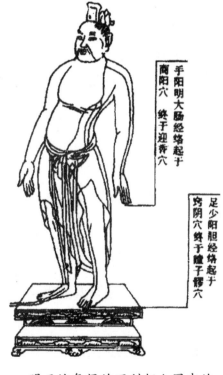

明正统年间的石刻铜人图中的侧人图摹本，描绘了人体的经络

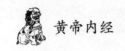

【注释】

①膺中外腧：指锁
骨下窝外侧的中府、云门等穴。

②缺盆中：缺盆二字，在此处非指缺盆穴，而实指两
缺盆之间的天突穴。如本输篇曾说："缺盆之中任脉也，
名曰天突。"

③取耳间青脉，以去其掣：《类经》二十卷第二十五
注："足少阳经循耳前后，足厥阴主诸经而与少阳为表里，
故取耳间青脉，可以去掣节。"

④阳气有余，阴气不足：系指胃中燥热，伤津耗液，
而胃阴不足，致饥饿嘈杂口渴多饮等证。

⑤阳气不足，阴气有余：系指脾阳不足，阴寒偏盛，
健运失职，致肠鸣腹痛等证。

⑥阴痹：马莳："阴痹者，痛无定所，按之而不可得，
即痹论之所谓以寒胜者为痛痹也。"

【语译】

邪气在肺，就会发生皮肤疼痛，恶寒发热，气上逆而
喘，出汗，咳漱引动肩背作痛。治疗时可取胸部外侧的中
府、云门穴，以及背部第三椎旁开一寸半的肺俞穴，针刺
前先用手快速地按压，若有舒畅的感觉，即在该处进行针
刺，然后再取任脉的天突穴，以散越肺中邪气。邪气在
肝，就会发生两胁疼痛，肝气乘脾，木旺土虚，中焦寒气

偏盛，出现脾胃虚寒证；肝藏血，肝病可使瘀血留滞体内，肝主筋，若筋脉失养，小腿的筋会出现抽掣，关节时有肿痛。治疗时可取足厥阴肝经的荥穴行间，以引气下行缓解胁痛，补足阳明胃经三里穴，以温胃暖中，并针刺本经血络以散恶血，取足少阳经近耳根处的青络，以去其掣痛的感觉。邪气在脾，就会发生肌肉疼痛，如果阳气有余，阴气不足，阳邪入腑，胃热过盛，则出现进食不久即感饥饿的症状；如果阳气不足，阴气有余，脾脏虚寒，健运失职，则出现肠鸣、腹痛等证。若阴阳都有余，则脾胃邪气俱盛；阴阳都不足，则脾胃正气俱不足，而病发寒热。但无论是寒是热，都可以针刺足阳明经的合穴三里进行调治。邪气在肾，则发生骨痛阴痹，所谓阴痹，其痛无定处，用手按摸也确定不了具体部位，同时会发生腹胀，腰痛，大便难，肩背颈项强痛，时常头眩。治疗时可取足少阴经的涌泉穴和足太阳经的昆仑穴。如发现有郁血现象，均应刺之出血。邪气在心，则发生心痛，喜悲伤，时常有眩晕、昏仆等证，应视病证的虚实，取本经的腧穴，用补虚泻实的方法进行调治。

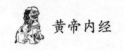

寒热病第二十一

【题解】

本篇论述了皮肤寒热、肌寒热、骨寒热等寒热病的征候、治疗和预后，并讨论了天牖五部的部位和主治。并对热厥、寒厥病的征候表现、治疗方法作了详细地论述。由于本篇的论述主要围绕各种寒热病的症状和治疗，故篇名为"寒热病"。

【原文】

皮寒热者，不可附席，毛发焦，鼻槁腊，不得汗，取三阳之络，以补手太阴。肌寒热者，肌痛，毛发焦而唇槁腊，不得汗，取三阳于下，以去其血者，补足太阴，以出其汗。骨寒热者，病无所安，汗注不休。齿未槁，取其少阴于阴股之络；齿已槁，死不治。骨厥亦然。骨痹，举节不用而痛，汗注烦心，取三阴之经，补之。身有所伤，血出多，及中风寒，若有所堕坠，四支懈惰不收，名曰体惰，取其小腹脐下三结交。三结交者，阳明、太阴也，脐下三寸关元也。厥痹者，厥气上及腹，取阴阳之络，视主病也，写阳补阴经也。

颈侧之动脉人迎，人迎，足阳明也，在婴筋①之前。婴筋之后，手阳明也，名曰扶突。次脉，足少阳脉也，名曰天牖。次脉，足太阳也，名曰天柱。腋下动脉，臂太阴也，名曰天府。阳迎^②头痛，胸满不得息，取之人迎。暴喑气鞕^③，取扶突与舌本出血。暴聋气蒙^④，耳目不明，取天牖。暴挛痫眩，足不任身，取天柱。暴瘅内逆，肝肺相搏，血溢鼻口，取天府。此为天牖五部。

臂阳明有入頄遍齿者，名曰大迎，下齿龋取之。臂恶寒补之，不恶寒写之。足太阳有入頄遍齿者，名曰角孙，上齿龋取之，在鼻与頄前。方病之时，其脉盛，盛则写之，虚则补之。一曰取之出鼻外。足阳明有夹鼻入于面者，名曰悬颅，属口，对入系目本，视有过者取之。损有余，益不足，反者亦甚^⑤。足太阳有通项入于脑者，正属目本，名曰眼系，头目苦痛，取之在项中两筋间。入脑乃别阴跷阳跷，阴阳相交，阳入阴，阴出阳，交于目锐眦^⑥，阳气盛则瞋目，阴气盛则瞑目。热厥取足太阴、少阳，皆留之；寒厥取足阳明、少阴于足，皆留之。舌纵涎下，烦悗，取足少阴。振寒洒洒，鼓颔，不得汗出，腹胀烦愧，取手太阴。刺虚者，刺其去也；刺实者，刺其来也。

春取络脉，夏取分腠，秋取气口，冬取经输。凡此四时，各以时为齐^⑦。络脉治皮肤，分腠治肌肉，气口治筋脉，经输治骨髓、五藏。

身有五部：伏兔一；腓二，腓者，腨也；背三；五藏之腧四；项五。此五部有痈疽者死。

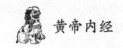

病始手臂者，先取手阳明、太阴而汗出；病始头首者，先取项太阳而汗出；病始足胫者，先取足阳明而汗出。臂太阴可汗出，足阳明可汗出。故取阴而汗出甚者，止之于阳；取阳而汗出甚者，止之于阴。凡刺之害，中而不去则精泄，不中而去则致气；精泄则病甚而恇，致气则生为痈疽也。

【注释】

①婴筋：指颈侧的筋。《说文》："婴。颈饰也。"

②阳迎：迎，在此作逆字解。阳迎，是阳邪上逆的意思。《甲乙》卷九第一、《太素》卷二十六寒热杂说均作阳逆。

③气鞕（yìng 硬）：鞕，强硬。气鞕，在此指咽喉部与舌部肌肉强硬。

④气蒙：指目如烟气蒙罩，视物不清的样子。

⑤甚：原作"其"，据《太素》卷二十六寒热杂说、《甲乙》卷十二第四改。

⑥目锐眦：《纲目》卷十五多卧类夹注："以跷脉考之，当作目内眦。"似是。

⑦齐：通剂。

【语译】

邪在皮肤而发生的寒热病，皮肤疼痛，不能着席而卧，毛发焦枯，鼻内干燥，汗不得出，治疗可取足太阳膀胱经的络穴飞扬以泄表热，再针刺手太阴肺经的穴位以补肺气。邪在肌肉而发生的寒热病，肌肉疼痛，毛发焦枯，口唇干燥，汗不得出，治疗可取足太阳膀胱经在下肢的络穴飞扬，以祛除其中的瘀血，并补足太阴脾经的穴位，以出其汗。邪在骨而发生寒热病，患者烦躁不安，汗出如注而不止。如果牙齿尚未枯槁，治疗可取足少阴肾经的络穴大钟；如果牙齿已经枯槁，为不治的死证。骨厥的诊断和治疗也是这样。骨痹之病，全身所有的关节不能随意活动而疼痛，汗出如注，心中烦燥，治疗可取三阴经的穴位，用补法。身体受了创伤，出血过多，又受到风寒之邪的侵袭，或从高处坠落跌伤，以致四肢怠惰而不能运动，这种病名叫"体惰"，治疗可取小腹部在脐下的三结交。所谓"三结交"，是足阳明胃、足太阴脾

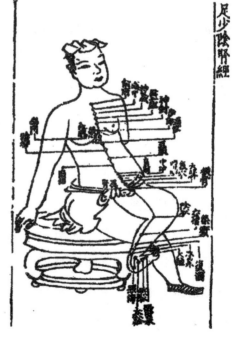

明代高武《针灸聚英》经穴图中的足少阴肾经图

与任脉三经交结之

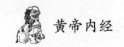

处，在脐下三寸，就是关元穴。厥痹之病，厥逆之气上及腹部，治疗可取与本病有关的阴经或阳经的络穴，但必须观察以何经之病为主，在阳经用泻法，在阴经用补法。

颈部两侧的动脉是人迎，人迎属于足阳明胃经，位于颈筋的前面。颈筋的后面是手阳明经，有穴叫扶突。向后次一行的经脉是足少阳经，有穴叫天牖。再向后次一行的经脉是足太阳经，有穴叫天柱。腋窝下方的动脉处，是手太阴经，有穴叫天府。阳经邪气上逆而发生头痛，胸中满闷，呼吸不利，治疗可取人迎穴。突然声哑，喉舌强硬，可取扶突穴，并针刺舌根出血。突然耳聋，视物不清，耳不聪目不明，可取天牖穴。突然发作的拘挛、癫痫、眩晕，两足站立不稳，不能支撑身体，可取天柱穴。突然发生热病，使在内的气机逆乱，肝肺两经邪火相争，血往上溢，口鼻出血，可取天府穴。这就是天牖等五个穴位的部位及其主治的病证。

手阳明大肠经有走入颧骨遍络子齿龈的，有穴名叫大迎，下齿龋痛，可取手阳明经的某些穴位治疗。如果臂部恶寒的用补法，不恶寒的用泻法。足太阳膀胱经也有走入颧骨遍络齿龈的，有穴名叫角孙，上齿龋痛，可取足太阳经在鼻与颧骨前的穴位治疗。刚刚发病的时候，其脉气充盛，可用泻法，如果脉气虚，可用补法。另一种说法，上龄龋痛可取鼻外侧的禾髎、迎香等穴治疗。足阳明胃经有夹行于鼻两侧而走入面部的，有穴名叫悬颅，该经脉下行的联属于口，上行的对着口角而走入眼睛深部，诊视该部如有病变，可取悬颅穴治之。有余者泻之，不足者补之，如果补泻反用，就会使疾病加重。足太阳膀胱经有通于项后入走脑部的，直接联属于眼睛深部，名叫做目系，头目疼痛，可取项中两筋之间的玉枕穴。足太阳膀胱经入脑后才分出两支联属于阴跷和阳跷，阴跷和阳跷相互交会，阳跷由外入里，阴跷由里出外，交会于目内眦的睛明穴处。如果阳气偏盛眼睛就睁大，阴气偏盛眼睛就闭合。热厥证，可取足太阴脾经、足少阳胆经的腧穴，都应当留针；寒厥证，可取足阳明胃经、足少阴肾经在足部的腧穴，且都应当留针。舌纵缓不收。口角流涎，心中烦闷，可取足少阴肾经的腧穴。身体恶寒，甚至两颔颤抖，汗不得出，腹胀，烦闷，可取手太阴肺经的腧穴。针刺虚证，当顺着脉气去的方向转针；针刺实证，当迎着脉气来的方向转针。

春季针刺多取络脉间的穴位，夏季针刺多取分肉腠理间的穴位，秋季针刺多取气口部的穴位，冬季针刺多取经脉的腧穴。大凡这四季的刺法，是以各个时令为刺剂的标准。刺络脉间的穴位可治皮肤的病，刺分肉腠理间的穴位可治肌肉的病，刺气口的穴位可治筋脉的病，刺经俞可治骨髓、五脏的病。

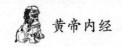

身体有五处重要的部位，一是大腿前方的伏兔部，二是小腿肚部，三是背部中行的督脉部，四是五脏的背俞穴部，五是项部。这五个部位如果发生痈疽，预后多不良。

疾病开始发生于手部臂部的，应先取阳明大肠经、手太阴肺经的穴位，使其出汗；疾病开始发生在头部的，应先取项部足太阳膀胱经的穴位，使其出汗；疾病开始发生于足胫部的，应先取足阳明胃经的穴位，使其出汗。针刺手太阴肺经的穴位可以发汗，针刺足阳明胃经的穴位也可以发汗。如果针刺阴经而汗出过多的，或刺阳经来止汗；针刺阳经而汗出过多的，可刺阴经来止汗。大凡误用针刺的危害有二：一是刺中病邪而留针不去，则易使精气外泄，二是尚未刺中病邪即出针，则会使邪气凝聚不散。精气外泄则会使病情加重、形体更趋衰弱，邪气凝聚不散而易变生痈疽外证。

癫狂第二十二

【题解】

本篇论述癫狂病的始生、始作的症状，和针法灸法的应用。值得注意的是篇首提出目眦的问题，这是因为"人身脏腑之神，以目为主"。对于癫狂这类精神疾患，首先查目，是有其必要的，至于篇后所说的风逆证，是因为它和癫狂病在发病上都有暴发的特点，但是二者在致病原因及治疗方法等方面，绝不相同，在篇内提出来，是为使人加以鉴别的。

【原文】

目眦外决于面者，为锐眦；在内近鼻者为内眦，上为外眦，下为内眦。

【语译】

眼角向外开裂于面颊一侧的，称锐眦；眼角向内开裂于近鼻一侧的，称内眦。上眼胞属外眦，下眼胞属内眦。

【原文】

癫疾始生，先不乐，头重痛，视举目赤，其作极已而烦心，候之于颜①，取手太阳、阳明，太阴②，血变而止③。癫疾始作而引口啼呼喘悸者，候之乎阳明、太阳左强者攻其右，右强者攻其左，血变而止。癫疾始作而反僵，因而脊痛，候之足太阳、阳明、太阴、手太阳，血变而止。

【注释】

①候之于颜：《类经》二十一卷第三十七注："颜，天庭也。候之于颜，邪色必见于此也。"

②取手太阳、阳明、太阴：《类经》二十一卷第三十七注："当取手太阳支正，小海；手阳明偏历、温溜；手

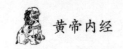

太阴太渊、列缺等穴。"用以上诸穴，治疗癫疾。

③血变而止：《类经》二十一卷第三十七注："泻去邪血，必待其血色变而后止针也。"

【语译】

癫病将要发作时，病人先出现精神抑郁、闷闷不乐，头重而痛，两目上视，眼睛发红等症，当其严重发作之后，感到烦乱不宁。诊断时，可通过察看天庭部的色泽，来推测病之将要发作。治疗时，应取手太阳经的支正、小海，手阳明经的偏历、温溜，手太阴经的太渊，列缺等穴，针刺泻去邪血，待其血色变至正常而后止针。癫病开始发作，口角常被牵引以致歪斜，啼哭呼叫或见喘促心悸等证，治疗时，应取手阳明、太阳二经的穴位，观察其病之所在，采用缪刺法，向左侧牵引的，刺其右侧；向右侧牵引的，刺其左侧，待其血色变至正常，而后止针。癫病开始发作，先出现背强反张，身体僵直，因而脊背疼痛，治疗时，取足太阳经、足阳明经、足太阴经和手太阳经的穴位，观察其病候所在，进行针刺，待其血色变至正常，而后止针。

【原文】

治癫疾者，常与之居①，察其所当取之处。病至，视之有过者泻之，置其血于瓠壶②之中，至其发时，血独动矣，不动，灸穷骨二十壮，穷骨者，骶骨③也。

【注释】

①常与之居：《类经》二十一卷第三十七注："凡治癫疾者，须常与之居，庶得察其病在何经，及当取之处，不致谬误也。"

②瓠（hú 胡）壶：张志聪："瓠壶，葫芦也。"

③骶骨：马蒔："骶骨，穴名长强"。

【语译】

治疗患癫病的人，应该常和病人居住在一起，借此观察发病时的情况和变化，以便确定应当针刺的经脉穴位。即将发病时，看到有病的经脉，施行针刺泻血，把刺出的血，盛在葫芦里，到其发病时，其血独动，若不动时，可在穷骨施灸二十壮，所谓穷骨，就是尾骶骨（指长强穴）。

【原文】

骨癫疾①者，顑②齿诸腧分肉皆满，而骨居，汗出烦悗③。呕多涎沫，气下泄，不治④。筋癫疾者，身倦挛急脉大，刺项大经之大杼。呕多涎沫，气下泄，不洽。脉癫疾者，暴仆，四肢之脉皆胀而纵。脉满，尽刺之出血；不满，灸之挟项太阳，灸带脉⑤于腰相去三寸，诸分肉本输，呕多涎沫，气下泄，不治。癫疾者，疾发如狂者，死不治。

【注释】

①骨癫疾：《类经》二十一卷第三十七注："骨癫疾

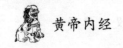

者，病深在骨也。"

②顄（kǎn 坎）：是口外、颊前、颐上的部位，相当于腮部。

③烦悗（mèn 闷）：指心中烦乱且闭闷不舒。

④呕多涎沫，气下泄，不治：《类经》二十一卷第三十七注："若呕多涎沫，气泄于下者，尤为脾肾俱败，必不可治。"

⑤带脉：指足少阳胆经带脉穴。

【语译】

病深入骨的骨癫病，在腮、齿各腧穴的分肉之间，被邪气壅滞而胀满，骨骼强直，出汗，心中烦闷。若有呕吐很多涎沫及气陷于下的，为脾肾俱败，这是不治的死证。病入筋的筋癫病，身体倦屈，痉挛拘急，脉大，可针刺足太阳在项后第一椎旁的大杼穴。若呕吐很多涎沫，气陷于下的，为脾肾俱败，这是不治的死证。病入脉的脉癫病，卒然仆倒，四肢的脉皆胀而弛纵。如果脉胀满的，都要刺其出血；脉不胀满的，可灸挟项两旁的足太阳经的天柱、大杼等穴，再灸足少阳胆经的带脉穴，此穴在距腰间三寸许的部位。各经分肉之间和四肢的腧穴，皆可酌情取用。若呕吐很多涎沫，气焰于下的，为脾肾俱败，这是不治的死证。患癫病的，如突然发作象狂一样的证候，也是不治的死证。

【原文】

狂始生，先自悲也，喜忘，苦怒，善恐者，得之忧饥，治之取手太阴、阳明，血变而止，及取足太阴、阳明。狂始发①，少卧不饥，自高贤也，自辩智也，自尊贵也，善骂詈，日夜不休，治之取手阳明、太阳、太阴、舌下、少阴②，视脉之盛者，皆取之，不盛，释之也。

【注释】

①狂始发：《类经》二十一卷第三十七注："上节言始生，病生之初也；此节言始发，病成而发也。"

②舌下、少阴：《类经》二十一卷第三十七注："舌下者，任脉之廉泉也；少阴者，心经之神门、少冲也。"

【语译】

狂病开始发生时，患者常先有悲哀的心情，好忘事，容易发怒，时常恐惧，大多由于过度忧愁和饥饿所致，治疗时应先取手太阴经、手阳明经的穴位，针刺泻去邪血，待血色变至正常，而后止针，又可刺取足太阴经、足阳明经的穴位，以配合治疗。狂病开始发作时，患者常有睡眠少，不饥饿，自以为了不起，自以为最聪明、最尊贵等理智失常的狂妄表现，并且经常骂人，日夜吵闹不休，治疗时应取手阳明经、手太阳经、手太阴经的穴位和廉泉穴、手少阴心经的神门、少冲等穴。要观察上述各经脉，凡是

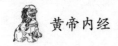

充盛的都可针刺出血，不充盛的可不取刺。

【原文】

狂言、惊、善笑、好歌乐、妄行不休者，得之大恐，治之取手阳明、太阳、大阴。狂，目妄见、耳妄闻、善呼者，少气之所生也，治之取手太阳、太阴、阳明、足太阴、头、两颊。狂者多食，善见鬼神，善笑而不发于外者①，得之有所大喜，治之取足太阴、太阳、阳明，后取手太阴、太阳、阳明。狂而新发，未应如此者②，先取曲泉左右动脉③，及盛者见血，有倾已，不已，以法取之④，灸骶骨二十壮。

【注释】

①善笑而不发于外者：《灵枢集注》癫狂二十二注："不发于外者，冷笑而无声也。"

②未应如此者：《类经》二十一卷第三十七注："谓狂病新起，未有如上文五节之见证也。"

③曲泉左右动脉：《灵枢识》简按："此穴属足厥阴肝经，见《本输》篇。而《甲乙》诸书，未有言及动脉者，惟《外台》云：'横向胫二寸当脉中是也'"。考针灸文献，除《外台》如上所云。均无关于曲泉有动脉的记载。故此处所言左右动脉可作左右曲泉穴理解。

④不已，以法取之：《类经》二十一卷第三十七注："如不已，则当照前五节求法以取之。"

【语译】

狂病患者，言语狂妄，善惊，好笑，喜欢歌唱，乱跑乱动无有休止，是由于受了大惊大恐伤其神志所致，治疗时应取刺手阳明经、手太阳经、手太阴经的穴位。狂病患者，两目妄见异物，两耳妄闻异声，时常呼喊，是由于气衰神怯所致，治疗时应取刺手太阳经、手太阴经、手阳明经、足太阴经及头部、两腮的穴位。狂病患者，饮食量多不知饥饱，幻视似见鬼神，经常冷笑而不出声的，是由于过度喜乐伤神所致，治疗时，应取刺足太阴经、足太阳经、足阳明经的穴位，再刺手太阴经、手太阳经、手阳明经的穴位。狂病属于新起，未出现以上狂病各节证候的，先取足厥阴经的左右曲泉穴，以及各盛满的经脉，刺其出血，病可很快痊愈，如果仍然不好的，可依照前述治狂病的方法取穴刺治，并灸骶骨长强穴二十壮。

【原文】

风逆①暴四肢肿，身漯漯②，晞然③时寒，饥则烦，饱则善变，取手太阴表里，足少阴、阳明之经，肉清"取荥，骨清取井，经也。

【注释】

①风逆：《类经》二十二卷第五十注："风感于外，厥气内逆，是为风逆。"

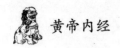

②身漯漯：形容身体如被水淋而寒栗发抖。

③唏然：形容寒栗时发出的一种唏嘘声。

④清：寒冷的意思。《广雅》释诂四："清，寒也。"《类经》二十二卷第五十注："清，寒冷也。"

【语译】

外感风邪，厥气内逆的病，突然四肢发肿，全身发冷战慄，口出唏嘘之声，饥饿时感觉烦闷，吃饱后则动扰不宁，治疗时可刺手太阴经及与其相表里的手阳明经的穴位，以祛风邪；又可取刺足少阴经、足阳明经的穴位，以调逆气。如果肌肉清冷的，可取刺上述四经的荣穴，以祛其寒；寒冷入骨的，可取刺上述四经的井穴和经穴，以泻其水邪。

【原文】

厥逆为病也，足暴清，胸若将裂，肠若将以刀切之，膜而不能食，脉大小皆涩，暖取足少阴，清取足阳明，清则补之，温则泻之。

【语译】

厥逆为病，两足突然清冷，胸部好像将要裂开一样的难受，腹部好像被刀割切一样的疼痛，膜胀不能进食，脉搏不论大小均呈涩象。这样的病，如身体温暖的，当取刺足少阴经的穴位，身体清冷的，当取刺足阳明经的穴位，清冷的用补法，温暖的用泻法。

【原文】

厥逆腹胀满，肠鸣，胸满不得息，取之下胸二胁①咳而动手者，与背腧以手按之立快者是也。内闭不得溲，刺足少阴、太阳与骶上以长针，气逆则取其太阴、阳明，厥甚取少阴、阳明动者之经也。少气，身漯漯也，言吸吸②也，骨痠体重，懈惰不能动，补足少阴。短气，息短不属，动作飞索，补足少阴；去血络也。

【注释】

①下胸二胁：《类经》二十二卷第五十注："下胸二胁，谓胸之下，左右二胁之间也。盖即足厥阴之章门、期门，令病人咳，其脉动而应手者，是其穴也。"

②言吸吸：气虚声怯，言语时续时断，不能连接。

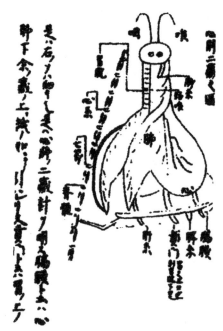

《顿医抄》传本《存真图》中心肺二脏图

【语译】

厥气上逆，如有腹

1109

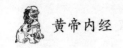
部胀满，肠鸣，胸满而呼吸不利的，当取刺胸下左右两胁的穴位，让病人咳嗽，动而应手处，即是其穴。再取背部穴位，以手按之有舒快感的部位即是。下焦肾、膀胱的气化功能失常，小便不通的，当取刺足少阴经的穴位和足太阳经的穴位，再在尾骨端的长强穴，用长针刺之。气上逆的，当取刺足太阴脾经、足阳明胃经、足厥阴肝经的穴位，气逆较甚的，取足少阴肾经和足阳明胃经穴位配合施治，并在出现证候的经脉上针刺，以降其逆气。少气的病人，身体发寒战，言语断断续续不能连接，骨节酸疼，身体困重，四肢乏力，懒于动作，治疗这种病当取刺足少阴经的穴位，施以补法。短气的患者，呼吸迫促而不能接续，动作时呼吸更觉困难，治疗时亦当取刺足少阴经，施以补法；如发现有血络的，则当针刺去血。

热病第二十三

【题解】

本篇重点叙述了治疗各种热病的针刺方法和禁刺原则，以及治热病五十九穴的具体位置和分布，故篇名为"热病"。此外，篇中还叙述了偏枯、痱、气喘、心疝、喉痹、目中赤痛、风痉、癃、男子如蛊、女子如怚等杂证的刺法和要穴。

【原文】

偏枯，身偏不用而痛，言不变，志不乱，病在分腠之间。巨针取之，益其不足，损其有余，乃可复也。痱①之为病也，身无痛者，四肢不收，智乱不甚，其言微知，可治；其则不能言，不可治也。病先起于阳，后入于阴者，先取其阳，后取其阴，浮而取之。

热病三日，而气口静、人迎躁者，取之诸阳，五十九刺，以写其热而出其汗，实其阴以补其不足者。身热甚，阴阳皆静者，勿刺也；其可刺者，急取之，不汗出则泄。所谓勿刺者，有死征也。热病七日八日，脉口动，喘而短者，急刺之，汗且自出，浅刺手大指间。热病七日八日，脉微小，病者溲血，口中干，一日半而死；脉代者，一日死。热病已得汗出，而脉尚躁，喘且复热，勿刺肤，喘甚者死。热病七日八日，脉不躁，躁不散数，后三日中有汗；三日不汗，四日死。未曾汗者，勿腠刺之。

热病先肤痛，窒鼻，充面，取之皮，以第一针②，五十九；苛轸鼻③，索皮于肺，不得索之火，火者，心也。热病先身涩，倚而热，烦悗，干唇口嗌，取之脉④，以第一针，五十九；肤胀口干，寒汗出，索脉于心，不得索之水，水者，肾也。热病嗌干多饮，善惊，卧不能起，取之肤肉，以第六针，五十九；目眦青，索肉于脾，不得索之木，木者，肝也。热病面青，脑痛，手足躁，取之筋间，以第四针，于四逆；筋躄目浸⑤，索筋于肝，不得索之金，金者，肺也。热病数惊，瘛疭而狂，取之脉，以第四针，急写有余者；癫疾毛发去，索血于心，不得索之水，水者，肾也。热病身重骨痛，耳聋而好瞑，取之骨，以第四针，五十九刺；骨病不食，啮齿，耳青，索骨于肾，不得索之土，土者，脾也。热病不知所痛，耳聋，不能自收，口干，阳热甚，阴颇有寒者，热在髓，死不可治。热病头痛，颞颥目瘛脉痛⑥，善衄，厥热病也，取之以第三针，视有余不足。寒热痔⑦。热病体重，肠中热，取之以第四针，于其腧及下诸指间，索气于胃络⑧，得气也。热病挟脐急痛，胸胁满，取之涌泉与阴陵泉，取以第四针，针嗌里。热病而汗且出，及脉顺可汗者，取之鱼际、太渊、大都、太白，写之则热去，补之则汗出，汗出太甚，取内踝上横脉⑨以止之。热病已得汗而脉尚躁盛，此阴脉之极也，死；其得汗而脉静者，生。热病者，脉尚盛躁而不得汗者，此阳脉之极也，死；脉盛躁得汗静者，生。

热病不可刺者有九：一曰汗不出，大颧发赤，哕者死；二曰泄而腹满甚者死：三曰目不明，热不已者死；四曰老人婴儿，热而腹满者死；五曰汗不出，呕下血者死；六曰舌本烂，热不已者死；七曰咳而衄，汗不出，出不至足者死；八曰髓热者死；九曰热而痉者死。腰折，瘛疭，齿噤齘也。凡此九者，不可刺也。

所谓五十九刺⑩者，两手外内侧各三，凡十二痏；五指间各一，凡八痏，足亦如是；头入发一寸傍三分各三，凡六痏；更入发三寸边五，凡十痏；耳前后口下者各一，项中一，凡六痏；巅上一，囟会一，发际一，廉泉一，风池二，天柱二。

气满胸中喘息，取足太阴大指之端，去爪甲如薤叶，寒则留之，热则疾之，气下乃止。心疝暴痛，取名太阴、厥阴，尽刺去其血络。喉痹舌卷，口中干，烦心，心痛，臂内廉痛，不可及头，取手小指次指爪甲下，去端如韭叶。目中赤痛，从内眦始，取之阴跷。风痉身反折，先取足太阳及腘中及血络出血；中有寒，取三里。癃，取之阴跷及三毛上及血络出血。男子如蛊⑪，女子如怚⑫，身体腰脊如解，不欲饮食，先取涌泉见血，视跗上盛者，尽见血也。

【注释】

①痱（féi 肥）：废的意思。本病又称痱病，主症是身体不痛而四肢不能运动，并有意识障碍。

②第一针：根据九针排列的次序，第一针是镵针，详见《九针十二原》篇。下文第六针等取义亦同。

③苛轸鼻：苛，细小的意思；轸，通疹。苛轸鼻，即鼻部生小疹子。

④脉：原作"皮"。《灵枢注证发微》、《类经》均改

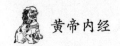

作"脉"，从上下文义看似作"脉"为妥，故从之改。

⑤筋躄（bì）目浸：筋躄，由筋的病变而致两足痿废不用。目浸，眼汪汪，浸淫不收。

⑥颞颥（niè rú 聂如）目瘴脉痛：颞颥部引及目之脉络曲掣作痛。颞颥，丈叫鬓骨，位于眉棱骨的后外方、颧骨弓上方的部位。

⑦寒热痔：与上下文义不相续，疑为衍文。

⑧胃胳：胳当作络，胃络。指丰隆穴。

⑨内踝上横脉：指足太阴脾经之三阴交穴。

⑩五十九刺：指适用于治疗热病的五十九个穴位，即两手外侧少泽、关冲、商阳，内侧的少商、中冲、少冲，共十二穴；手五指间的后溪、中渚、三间、少府，左右共八穴；足五趾间的束骨、临泣、陷谷、太白，左右共八穴；头部的五处、承光、通天、临泣、目窗、正营、承灵、脑空，共十六穴；耳前的听会、耳后的完骨，左右共四穴；口下的承浆一穴；项中的哑门一穴；百会、囟会、神庭、风府、廉泉共五穴；风池、天柱二穴，左右共四穴。合计五十九穴。

⑪蛊（gǔ 鼓）：病名，即蛊胀。

⑫怚：通阻，此指月经阻隔的病证。

【语译】

偏枯病，即偏风，半身不遂而疼痛，言语与平常没有区别，神志不乱，病邪存在于分肉腠理之间。应让病人用温暖的被褥睡卧，使其出汗。用大针针刺，补不足的阳气，泻不足的阴气，身体就可以康复。风痱病的症状，身无痛处，四肢不能收放，神志混乱得不严重，言语能让人略微听清，可以治愈，严重的说不出话来，就无法治了。先治本后治标，病起始于阳分，后深入阴分的，先刺阳经的穴位，后刺阴经的穴位，要根据病邪侵入的表里决定用针的深浅。

热病生了三天，气口脉平静，人迎脉浮躁，应取阳经的穴位，刺五十九针，以泻去热气，并使其出汗。又充实阴经，以补阴气的不足。周身热得厉害，是由于阴阳交争，阴脉阳脉都处于相对静止的状态，这就不要用针了；如若还可以用针，应尽快取穴针刺，虽不能使其出汗，仍可用泻法。所谓不要用针，是有死亡的预兆。

热病生了七八天，寸口脉喘动而头脑晕眩的，热犹未去，须赶快用浅针刺手太阳经大指间的少商穴，汗将自出；汗不出，可深刺。

热病生了七天八天，脉象微小，是热重。病人小便带血，口中干燥，过一天半就会死。若见代脉，是脏气衰绝，一天之内就会死。热病已经出汗，脉象本当调和，却仍然躁动，气喘，而且又全身发热，就不用针刺了。喘得厉害，是热气太盛，肯定死。

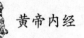

热病生了七八天，脉不躁动，即使躁动也不散不频，再过三天，出了汗热气减退，病就会好。三天之内仍不出汗，第四天就会死。未曾出汗的，就不用针刺了。

热病，先是皮肤痛，鼻塞，面目浮肿，都是肺热伤皮，应在皮肤上取穴治疗，用九针中的第一刺，即头大末尖的镵针，针刺五十九次。鼻子长小疹，应从肺的经脉上去寻求针刺皮肤的穴位，而不能从在五行中属火的心的经脉上去寻求。

热病，先是热重而皮肤粗涩，心中烦闷，嘴唇咽喉干燥，应取肺脉的穴位，用九针中的第一镵针，刺五十九次，以泻阳气。腹胀，口干，出冷汗，应从心的经脉上去寻求针刺的穴位，而不能从在五行中属水的肾的经脉上去寻求。

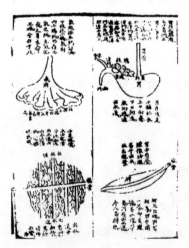

清代王清任《医林改错》中的人体脏器图

热病，咽头干燥，饮水多，容易惊恐，睡不安稳，应从皮肉上取穴，用九针中的第六针即员利针，刺五十九次。有的眼角发青。应从脾的经脉上去寻求针刺肌肉的穴位，而不能从五行中属木的肝的经脉上去寻求。热病，面色发青，头痛，手足躁动，应取筋间的穴位，用九针中的第四针锋针刺四肢。足不能行，泪出不收，应从肝的经脉上去寻求针刺筋间的穴位，而不能从在五行中属金的肺上去寻求。

热病，频频惊恐，筋骨抽搐，精神狂乱，应刺血络，用九针中的第四针即锋针，快针泻有余的热邪。可能并发癫疾，毛发脱落。应从心的经脉上去寻求出血的穴位，而不能从在五行中属水的肾的经脉上去寻求。

热病，身体沉重，骨骼疼痛，耳聋，喜欢闭目，应当取刺骨的穴位，用九针中的第四针即锋针，刺五十九次。骨病不欲进食，咬牙切齿，两耳发青，应从肾的经脉上去寻求刺骨热的穴位，而不应从在五行中属土的脾的经脉寻求。

热病，不知道痛的部位，耳聋，四肢不能收放，口干，阳脉热重，阴脉略微有寒，热邪深入骨髓，是至死不治的绝症。

热病，头痛，鬓角及眼区筋脉牵掣作痛，容易出鼻血，这是热上逆的厥热病，用九针中的第三针即锃针刺穴位，根据血气的虚实，泻有余的热邪，补正气的不足。此法也可用于治寒热痔。

热病，身体沉重，肠中热重，这是胃热病，取穴用九针中的第四针即锋针，刺胃经的腧穴，以及手足指间八处胃络，以得气为限。

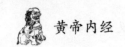

热病，肚脐两侧剧痛，这是肾经热病；胸胁部胀满，这是脾经热病。应取足少阴肾经的涌泉穴和足太阴脾经的阴陵泉穴，用九针中的第四针即锋针。因肾、脾二经都上络咽嗌，故又可刺舌下部的廉泉穴。

热病，汗自出，以及阳证得阳脉，脉与证相顺，可以出汗的，取手大指本节后内侧的鱼际穴，掌后陷中的太渊穴，足大趾本节后的大都穴，足内侧的太白穴。这些都是治热病的穴位，用泻法，就可以使热邪除去；用补法，就可使其出汗。出汗过多，刺内踝上的横脉，就可以把汗止住。

热病，已经出了汗，而脉象仍然躁动宏大，这是阴脉的终极，也就是没有了阴气，孤阳不敛，是死证。出汗之后，脉象平静，是热已去，能够活着。热病，脉象宏大躁动，却出不来汗，这是阳热亢极，是死证。脉象宏大躁动而能出汗，脉象转为平静，是顺证，能够活着。

热病不能够针刺的有九种情况：第一，颧骨发红，呃逆的，是死证；第二，下泻，而腹部仍然胀满得厉害的，是死证；第三，眼睛视物不清的，烧热不通的，是死证；第四，老年人和婴儿，发热而腹部胀满的，是死证；第五，汗出不来，呕吐带血的，而烧热仍不退的，是死症。第六，舌根都烧烂了，而烧热仍不退的，是死证；第七，咳嗽，而且鼻出血，汗出不来，或者出汗达不到足部，是死证；第八，骨髓热重的，是死证；第九，发热而痉挛的，是死证。所谓发热有痉挛，是指腰硬反折，手足抽搐，口噤不开，牙齿相切等症。所有这九种症状，是不能用针刺就治得好的。

所谓刺热病的五十九个穴位是：两手手指端外侧各三穴是少泽、关冲、商阳；内侧各三穴是少商、少冲、中冲；共十二穴。手五指本节后各一穴是后溪、中渚、三间、少府（手太阴、厥阴二经本节后无穴），共八穴。足五趾本节后各一穴是束骨、临位、陷谷、太白（足少阴经脉不行于趾，足厥阴经本节后无穴），共八穴；头部入前发际一寸督脉上星穴两旁各三穴是五处、承光、通天，共六穴。再从入发发际的中行向后三寸的两边各五穴是临泣、目窗、正营、承灵、脑空，共十穴。耳前后各一穴是听会、完骨，口下一穴是承浆，项中一穴是哑门，共六穴。头顶一穴是百会，囟会一穴是囟会，前发际一穴是神庭，后发际一穴是风府，廉泉一穴，左右风池共二穴，左右天柱共二穴。

气充满胸中，喘气，刺足太阴经的隐白穴，穴位在足大趾内侧末端，距爪甲如韭叶宽处，寒证用留针法，热证用快针法，上逆之气泻去后就停针。

心气郁结引起的心疝病，取足太阴经、足厥阴经的穴位，全部刺去络脉中的瘀血。

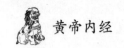

喉痹，舌头卷曲，口中干燥，心烦心痛，手臂内侧疼痛，不能举到头部，取手少阳经的关冲穴，此穴在手第四指末端外侧，距爪甲角约韭叶宽处。

眼睛发红疼痛，红痛从内眼角开始，刺阴跷脉的起点照海穴。

风痉，身子反折，刺足太阳经的穴位和膝后窝中的委中穴，并刺有瘀血的络脉，泻去瘀血。内有塞的，刺足阳明经的足三里穴。

小便不通的癃病，刺阴跷脉的起点照海穴，以及足厥阴经位于足大趾外侧三毛上的大敦穴，并刺有瘀血的络脉，泻去瘀血。

男子如果患了小腹热痛的蛊胀病，女子如果患了月经阻隔的病，周身特别是腰间脊柱象散架了一样，不思饮食，先刺涌泉穴以除去瘀血。发现脚背上血脉盛满，也要针刺，把瘀血清除干净

厥病第二十四

【题解】

本篇对于厥病之厥头痛、真头痛、偏头痛的不同症状，以及厥心病的发病情况，都详细作了介绍，并对以上各病的取穴与针刺疗法，分别进行了叙述。但文中关于厥

心痛的针刺穴位，在后世针灸书里一向未见采用，这是值得注意研究的一个问题。此外，本篇虽以厥病名篇，但亦旁及于其他，如虫瘕、耳聋、耳鸣、足髀等证的刺法。

【原文】

厥头痛①，面若肿起而烦心，取之足阳明、太阴。

【注释】

①厥头痛：经气逆乱上冲头脑而致的头痛。

【语译】

经气逆乱上冲造成的头痛，兼有面部浮肿、心烦等症的，可选足阳明胃经、足太阴脾经的有关穴位进行针刺。

【原文】

厥头痛，头脉痛①，心悲，善泣，视头动脉反盛者，刺尽去血，后调足厥阴。

【注释】

①头脉痛：谓头部沿一定脉络作痛。

【语译】

经气逆乱而致头部沿脉络作痛，病人情绪悲苦，常常哭泣，诊察其头部脉络有搏动激烈、异常盛满之处，先用针刺破，泻出恶血，然后调治足厥阴肝经。

【原文】

厥头痛，贞贞①头重而痛，泻头上五行②，行五③，先

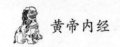

取手少阴，后取足少阴。

【注释】

①贞贞：不移动。

②五行（háng 杭）：指头部分布着的五条经脉线路，中行为督脉，其旁左右二行各为足太阳膀胱经，又旁左右二行各为足少阳胆经。

③行五：上述五行，每行在头部各有五穴，计有：督脉之上星、囟会、前顶、百会、后顶（共五穴），足太阳膀胱经的五处、承光、通天、络却、玉枕（左右各二行共十穴），足少阳胆经的临泣、目窗、正营、承灵、脑空（左右各二行共十六）等共二十五穴。

【语译】

经气逆乱，以致头部沉重、痛而不移，应在头上选用督脉、足及阳膀胱经、足少阳胆经的穴位，进行局部的针刺，同时泻手少阴心经，然后调补足少阴肾经以壮水制火。

【原文】

厥头痛，意善忘，按之不得①，取头面左右动脉②，后取足太阴。

【注释】

①按之不得：寻按不得痛所。孙鼎宜："阳邪在头而

无定所，则按之不得。"

②头面左右动脉：莫云从："头面左右动脉，足阳明之脉也。"

【语译】

经气逆乱而致头痛，以手寻按，找不到头痛的部位，记忆力减退，可取头面左右的动脉进行针刺，然后再刺足太阴脾经加以调理。

【原文】

厥头痛，项先痛，腰脊为应，先取天柱，后取足太阳。

【语译】

经气逆乱所致的头痛，项部先痛，而后腰脊也相应作痛的，先取足太阳膀胱经的天柱穴作局部针刺，然后再取该经其他相应的穴位进一步调治。

【原文】

厥头痛，头痛甚，耳前后脉涌有热①，泻出其血，后取足少阳。

【注释】

①耳前后脉涌有热：《类经》二十一卷第四十三注"耳之前后，足少阳经也"。涌，涌盛。

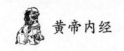

【语译】

经气逆乱所致的头痛，其头痛剧烈，耳前后脉络充盛而有热感，先刺破脉络出血，再取足少阳胆经有关穴位针刺调治。

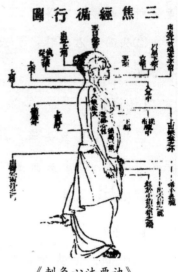

《刺灸心法要诀》
中的三焦经循行图

【原文】

真头痛①，头痛甚，脑尽痛，手足寒至节，死不治。

【注释】

①真头痛：不因经气逆乱上冲头部而因邪气在脑所致之剧烈头痛，称真头痛。《难经》第六十难："手三阳之脉受风寒，伏留而不去者，则名厥头痛，入连在脑者，名真头痛。"虞庶注："头脑中痛甚，而手足冷至肘、膝者，为真头痛，其寒气入深故也"。

【语译】

真头痛，痛得很厉害，病人感到满脑都疼痛，手足冷到肘膝关节，这是邪气盛而正气衰惫，为死症。

【原文】

头痛不可取于腧者，有所击堕，恶血在于内；若肉伤，痛未已，可则①刺，不可远取也。

【注释】

①则：即的意思，相当于"就近"。

【语译】

头痛有不能取远端腧穴刺治的，如象撞击跌仆之类的外伤，有瘀血内留的，就是如此；假若肌肉损伤，疼痛不止，可就近于局部针刺止痛，不可远取腧穴来治疗。

【原文】

头痛不可刺者，大痹①为恶，日作者，可令少愈，不可已。

【注释】

①大痹：严重的痹症。

【语译】

头痛有针刺不易取效的，如严重的痹症酿成的头痛，若天天都发作，针刺后也只能略有好转，但不能根治。

【原文】

头半寒痛①，先取手少阳、阳明，后取足少阳、阳明。

【注释】

①头半寒痛：即偏头有冷痛感。《类经》二十一卷第四十三注："头半寒痛者，偏头冷痛也。"

【语译】

偏头痛而半侧发凉的，可先选刺手少阳三焦经、手阳明

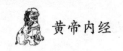

大肠经的腧穴，再选刺足少阳胆经、足阳明胃经的腧穴取治。

【原文】

厥心痛①，与背相控②，善瘈③，如从后触其心，伛偻④者，肾心痛也，先取京骨、昆仑，发针不已⑤，取然谷。

【注释】

①厥心痛：因五脏气机逆乱而致之心痛。《难经》第六十难："其五脏气相干，名厥心痛"。杨玄操注："诸经络皆属于心，若一经有病，其脉逆行，逆则乘心，乘心则心痛，故曰厥心痛。是五脏气冲逆致痛，非心家自痛也。"

②控：牵引。《小尔雅》广诂第一："控，引也。"

③瘈：拘急。《类经》二十一卷第四十六注："善瘈，拘急如风也。"

④伛偻：弯腰曲背。慧琳《一切经音义》卷四十一引《通俗文》云："曲脊谓之伛偻。"

【语译】

厥心痛，牵引至后背，抽搐集中，与从后背对心脏进行撞击无异，病人疼得腰背弯曲，这种心痛病由肾经邪气向上运行对心部进行侵害所致，因此称为肾心痛。医治时应首先取足太阳膀胱经的京骨穴及昆仑穴。如针刺后依然存在痛感，则取足少阴肾经和然谷穴。

【原文】

厥心痛，腹胀胸满，心尤痛甚，胃心痛也，取之大都、太白。

【语译】

厥心痛，胸腹胀满，心痛特别厉害的，属于胃经的邪气于犯于心，称为胃心痛。治疗取与足阳明胃经相表里的足太阴脾经的大都、太白二穴。

【原文】

厥心痛，痛如以银针刺其心，心痛甚者，脾心痛也，取之然谷、太溪①。

【注释】

①然谷、太溪：即足少阴肾经的然谷、太溪二穴。考本篇论述厥心痛之治疗，皆取受病脏器所属经脉或与之相表里的经脉上的穴位，进行针刺，独此脾心痛，却取足少阴肾经之穴，意甚难解。诸家注释多牵强，张志聪谓："然谷当作漏谷，太溪当作天溪"，以漏谷、天溪俱属脾经，其说可参。语译暂从原文。

【语译】

厥心痛，痛得象锥刺一样难以忍受，为脾气犯心所致，称脾心痛，宜刺足少阴肾经的然谷、太溪二穴。

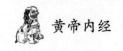

【原文】

厥心痛，色苍苍如死状，终日不得太息①，肝心痛也，取之行间、太冲。

【注释】

①太息：指深长的呼吸。

【语译】

厥心痛，面色苍青如死灰，气息不畅，欲作深呼吸而疼痛不止，这是由肝气厥逆犯心而致痛，称为肝心痛，取足厥阴肝经的行间、太冲二穴针治。

【原文】

厥心痛，卧若①徒居②心痛间③；动作痛益甚，色不变，肺心痛也，取之鱼际、太渊。

【注释】

①若：音义同"或"。

②徒居：闲居静养。

③间：缓解。

【语译】

厥心痛，卧床休息或闲居静养的时候，心痛稍有缓解；动作时疼痛就加剧，面色没什么变化，这是肺气逆乱犯心而致，称为肺心痛，应取手太阴肺经的鱼际、太渊二穴针治。

【原文】

真心痛，手足清至节，心痛甚，旦发夕死，夕发旦死。

【语译】

邪气犯心而成的真心痛，发作时手足厥冷至肘、膝，这是极严更的疾病，常出现早晨发作晚上死亡、晚上发作不过第二天早晨就死亡的现象。

【原文】

心痛不可刺者，中有盛聚①，不可取于腧。

【注释】

①盛聚：指积聚、瘀血等。《类经》二十一卷第四十六注："中有盛聚，谓有形之瘕，或积或血停聚于中"。

【语译】

心痛有不宜针刺治疗的，如内有移聚、瘀血等，由于这种心痛是有形实邪影响的结果，所以不能用针刺腧穴、调整经气的方法来治疗。

【原文】

肠中有虫瘕及蛟蛕①，皆不可取以小针；心腹痛，懊憹②发作肿聚，往来上下行，痛有休止，腹热，喜渴涎出

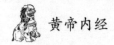

者，是蛟蛕也。以手聚按而坚持之，无令得移，以大针刺之，久持之，虫不动，乃出针也。腹㤏痛，形中上者。

【注释】

①虫瘕及蛟蛕：虫瘕，因寄生虫结聚而形成的腹内能够移动的肿物。蛟蛕，泛指体内寄生虫。蛕，同蛔。

②㤏㤏：烦闷。

【语译】

肠中寄生虫病，或虫聚成瘕推之可移的，都不宜以小针治疗。虫病常造成心腹疼痛而烦闷难忍，或形成上下移动的肿物，时痛时止，并有腹内发热，口渴流涎等症，治疗时，用手按住肿物或疼痛处，不让它移动，用大针刺入，这样坚持到虫已经不动的时候，然后出针。凡是出现满腹疼痛，烦闷不堪，肿物上下移动的虫病，多用此法治之。

【原文】

耳聋无闻，取耳中；耳鸣，取耳前动脉；耳痛不可刺者，耳中有脓，若有干耵聍^①，耳无闻也。耳聋取手足小指次指爪甲上与肉交者，先取手，后取足；耳鸣取手足中指爪甲上，

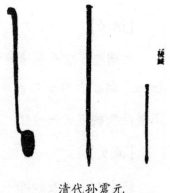

清代孙震元《疡科会粹》中的三棱针图

左取右，右取左，先取手，后取足。

【注释】

①耵聍：即耳垢，俗称耳屎。

【语译】

耳聋听不到声音，针刺位于耳中的听宫穴（属手太阳小肠经）；耳鸣，针刺耳前动脉旁的耳门穴（属手少阳三焦经）；耳部作痛有些是不能针刺的，如耳中有脓，或者有耳垢壅塞，听觉闭闷而疼痛的，就属这一类；一般的耳聋，可针刺无名指端外侧爪甲角与肉相交处的关冲穴（属手少阳三焦经）和足窍阴穴（属足少阳胆经），次序是先针关冲后针窍阴；耳鸣的治疗，一般取手中指指端爪甲角的中冲穴（属手厥阴心包经）和足大趾外侧爪甲角部的大敦穴（属足厥阴肝经）。左耳鸣的，取右边的穴位，右耳鸣的取左边的穴位，针刺时，先取中冲穴，后取大敦穴。

【原文】

足髀①不可举，侧而取之，在枢合中，以员利针，大针不可刺。

【注释】

①髀（bǐ 比）：腿股部。

【语译】

腿股不能活动，令病人侧卧，取大转子部位的环跳

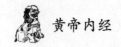

穴，以员利针刺之，不要使用大针。

【原文】

病注下血，取曲泉。

【语译】

大便泻注而下血，针刺足厥阴肝经的曲泉穴。

【原文】

风痹淫泺^①，病不可已者，足如履冰，时如入汤中股胫淫泺，烦心头痛，时呕时悗^②，眩已汗出，久则目眩，悲以喜恐，短气不乐，不出三年，死也。

【注释】

①淫泺（luò 落）：形容疾病浸淫发展，渐成痼疾。

②悗（mèn 闷）：烦满，闭闷。

【语译】

风痹病浸淫发展到严重阶段，甚至不可治疗的时候，有时足冷得象踏着冰块，也有时象浸泡在滚热的汤水中，冷热不定。下肢的严重病变，可以向体内发展，出现心烦、头痛、呕吐、满闷，过后又出现目眩，接着汗出，情绪波动，时或悲苦，时或喜悦，时或恐惧，郁郁不乐，气息短弱，这样发展下去，不出三年，就要死亡。